早期胃癌的范围诊断之现状

日本《胃与肠》编委会　编著

《胃与肠》翻译委员会　译

U0198770

辽宁科学技术出版社

·沈阳·

Authorized translation from the Japanese Journal, entitled
胃と腸　第55巻 第1号
早期胃癌の範囲診断up to date
ISSN：0536-2180
編集：「胃と腸」編集委員会
協力：早期胃癌研究会
Published by IGAKU-SHOIN LTD., Tokyo Copyright © 2020

Simplified Chinese Characters published by Liaoning Science and Technology Publishing House, Copyright © 2022.

© 2022辽宁科学技术出版社
著作权合同登记号：第06-2021-225号。

图书在版编目（CIP）数据

早期胃癌的范围诊断之现状/日本《胃与肠》编委会编著；《胃与肠》翻译委员会译. —沈阳：辽宁科学技术出版社，2022.7

ISBN 978-7-5591-2174-5

Ⅰ.①早… Ⅱ.①日… ②胃… Ⅲ.①胃癌—诊断 Ⅳ.① R735.204

中国版本图书馆CIP 数据核字（2021）第 162741号

出版发行：辽宁科学技术出版社
（地址：沈阳市和平区十一纬路25号　邮编：110003）
印　刷　者：辽宁新华印务有限公司
经　销　者：各地新华书店
幅面尺寸：182 mm × 257 mm
印　　张：7.5
字　　数：160千字
出版时间：2022 年 7 月第 1 版
印刷时间：2022 年 7 月第 1 次印刷
责任编辑：卢山秀
封面设计：袁　舒
版式设计：袁　舒
责任校对：栗　勇

书　　号：ISBN 978-7-5591-2174-5
定　　价：98.00元

编辑电话：024-23284354
E-mail：lkbjlsx@163.com
邮购热线：024-23284502
《胃与肠》官方微信：15640547725

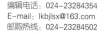

目　录

序

早期胃癌的范围诊断之现状

八尾 建史[1]

关键词　早期胃癌　范围诊断　内镜　图像增强内镜　放大内镜　染色法

[1] 福冈大学筑紫病院内视镜部　〒818-8502 筑紫野市俗明院 1 丁目 1-1
E-mail : yao@fukuoka-u.ac.jp

胃癌范围诊断的历史

早期胃癌的治疗，在内镜切除术开发以前全都是通过外科手术进行切除。当时早期胃癌的范围诊断也很重要，但在远端胃部分切除术已经定型的情况下，在常规的内镜诊断的基础上，从预想的外科切除断端肛侧取材进行活检，术前的范围诊断便完成了。但是，针对早期胃癌的治疗，内镜下黏膜切除术（endoscopic mucosal resection, EMR）、内镜黏膜下剥离术（endoscopic submucosal dissection, ESD）被开发出来，进入内镜治疗的时代，早期胃癌的范围诊断在临床上也发生了变化。即为了治愈性切除，产生了周全而严密的进行早期胃癌范围诊断就很必要了。在施行 ESD 时，在黏膜内癌、分化型癌和无溃疡合并的情况下，即使对于广泛的病变，通过内镜观察进行周全而严密的范围诊断也并不罕见。也就是说，随着内镜治疗的进步，在通过内镜观察的范围诊断上也需要更高的技术和更详细的知识。

作为统一指导原则的指南

被用于通过内镜观察进行早期胃癌的范围诊断的方法有：常规观察（白光）、图像增强内镜（靛胭脂染色法、窄带光观察）、联合图像增强内镜的放大内镜观察等。为了进行更严密的范围诊断，关于在什么时候使用这些方法，一直争论不休。但是，于 2019 年 6 月由日本消化内镜学会发表了《早期胃癌的内镜诊断指南》，在一定程度上可以提供指导原则。本指南是由日本消化内镜学会早期胃癌的内镜诊断指南委员会，以科学的方法为基础新制定的。制定方法遵循了近年来通行的被作为国际性标准的循证医学（evidence based medicine, EBM）的方法。具体来说是遵循《Minds 诊疗指南的制定指南（2014）》。过去，在日本多将单一临床研究机构的较好数据作为学术集会或论文进行报道，而此次进行系统性综述（systematic review），采用科学的方法制定《早期胃癌的内镜诊断指南》，是世界上首次。

在该指南中，一并记述了多数报道的证据水平和推荐度，也展示了早期胃癌的范围诊断方法。在该指南中记述："图像增强内镜对浸润范围的诊断有用（推荐强度 1，证据水平 B）"。其中提到的图像增强内镜，具体来说是指采用由各内镜厂家将靛胭脂染色法组合到内镜系统中的窄带光观察法［窄带成像（narrow band imaging, NBI）、蓝激光成像（blue laser imaging, BLI）等］进行的内镜观察。

图像增强内镜观察的有用性

靛胭脂染色法既便宜又不需要特别的内镜

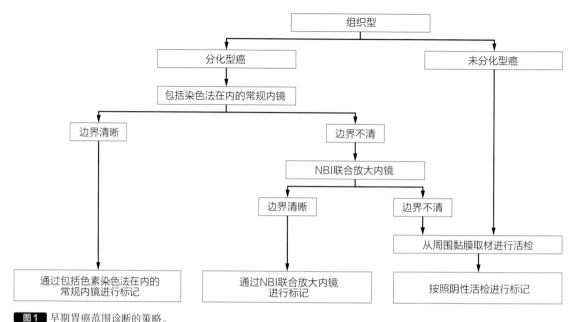

```
                          组织型
        ┌────────────────────┴────────────────────┐
    分化型癌                                    未分化型癌
        │
  包括染色法在内的常规内镜
    ┌────────────┴──────────────┐
  边界清晰                    边界不清
                                │
                          NBI联合放大内镜
                        ┌──────────┴──────────┐
                    边界清晰              边界不清
                                            │
                                    从周围黏膜取材进行活检
   ┌──────────────┐   ┌──────────────┐   ┌──────────────┐
   通过包括色素染色法在内的  通过NBI联合放大内镜   按照阴性活检进行标记
   常规内镜进行标记        进行标记
```

图1 早期胃癌范围诊断的策略。
（根据"八尾建史. 胃拡大内視鏡. 日本メディカルセンター，2009"制作）

装置，是迄今为止最常用的方法。但是目前已知，作为 ESD 对象的病变，即使采用靛胭脂染色法也有约 20% 的概率不能对病变进行全周性的范围诊断。有文献报道了在色素内镜观察中对范围诊断困难的病变使用 NBI 联合放大内镜的追加效果。而且，该方法在日本国内得到广泛普及。另外，关于靛胭脂染色法和 NBI 联合放大内镜的优劣，有文献报道在多家临床研究机构进行了随机对照试验，这两种方法具有同等的有效性。

了解即使用 NBI 联合放大内镜也有不能进行范围诊断的病变对临床医生来说很重要，笔者在 2009 年提出了考虑到这样的局限性病例的策略（**图1**）。现在也在使用这种策略在笔者所属的临床研究机构进行范围诊断，并且由于范围诊断误诊所致的切除断端阳性病例 1 例也没有。最先进的技术在于超过以往的方法，但同时一定要阐明其所存在的局限性，按考虑到局限性病例的临床策略进行诊疗，安全、切实地为早期胃癌患者的诊断和治疗做出贡献是临床医生的努力方向。

对本书的期待

那么，现在将话题转移到本书上。本书就"早期胃癌的范围诊断之现状"组织策划了特辑。策划本书的意图是，虽然认为指南是有一定的指导原则，但为了阐明在以新组织型的早期胃癌、牵手型 / 横向进展型胃癌、幽门螺杆菌（*Helicobacter pylori*, *H. pylori*）除菌后发现胃癌等为对象的情况下，范围诊断的有用性和局限性，将最新的话题采用为主题，委托了日本的专家执笔撰写。不过，将单一临床研究机构的见解按组织型分类进行分析的手法虽然常见，但是当回顾实际临床时，关于组织型的信息通常都是依靠活检的组织诊断来进行范围诊断的。因此，首先设定了不受组织类型限制，以所有早期胃癌病例为对象的"早期胃癌的范围诊断"这一概括性的主题，然后设定了各组织类型的主题。由于同样的原因，近年来有人提出在除菌后发现胃癌边界不清，而我们所诊疗的患者是不管幽门螺杆菌现症感染、除菌后还是未感染的患者连续观察。从这一观点出发，笔者认为仅以除菌后发现胃癌来描述其特征并

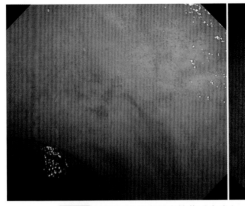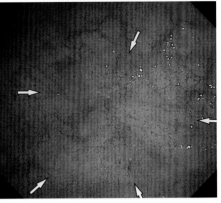

<table>
<tr><td>a</td></tr>
<tr><td>b</td></tr>
</table>

图2 早期胃癌的常规内镜像（白光）

a 正镜远观像（侧视镜，空气量中等，观察开始时，结构增强B4）。在这样的条件下，常规观察是不可能进行正确的范围诊断的。

b 正面像（侧视镜，空气量大量，观察开始数分钟以后，结构增强B8）。在这样的最佳观察条件下，首先通过常规观察对早期胃癌进行范围诊断，然后通过图像增强内镜进行放大内镜观察（黄色箭头所指是癌的边界）。

不符合临床实际。因此，我们委托执笔者以包括现症感染和除菌后在内的连续的病例为对象，阐明即使是在同样的边界不清的早期胃癌，在现症感染病例和除菌后病例有什么样的临床病理学特征。到了幽门螺杆菌除菌时代，关于除菌后发现胃癌的话题是百家争鸣，但笔者认为，无论是现症感染、除菌后还是低度异型，通过内镜观察的发现、定性诊断、范围诊断很难，这是"事物的本质"。另外，当看到发表除菌后发现胃癌的范围诊断困难的临床研究机构的内镜图像时，不禁怀疑这真的是专家拍摄的内镜图像吗？为了正确诊断难以内镜诊断的早期胃癌，修炼更精湛的技术是专业人士的使命。

虽然笔者认为基于EBM的指南是一定的指导原则，但是在证据建立之前，为了解决从病例报道和回顾性研究中引出的学术问题（research question），计划进行高质量的临床试验。如果能在本书中阐明成为其契机的学术问题就太幸运了。

最后，笔者想强调的是，利用白光的常规观察是最重要的，而这是很容易被遗忘的。早期胃癌的范围诊断，由于早期胃癌以萎缩黏膜为背景存在，在进行白光观察时，应进行充分的送气，使胃壁伸展，在背景的萎缩黏膜的血管透见征和黏膜的形状稳定的时候开始观察，尽可能得到没有光的反射的正面图像（**图2**）。在掌握了这些基本要领的基础上，将图像增强内镜和放大内镜临床应用于范围诊断是非常重要的。

参考文献

[1] 八尾建史, 上堂文也, 鎌田智有, 他；日本消化器内視鏡学会早期胃癌の内視鏡診断ガイドライン委員会. 早期胃癌の内視鏡診断ガイドライン. Gastroenterol Endosc　61：1283-1319, 2019

[2] 福井次矢, 山口直人（監）, 森實敏夫, 吉田雅博, 小島原典子（編）. Minds診療ガイドライン作成の手引き2014. 医学書院, 2014

[3] Nagahama T, Yao K, Maki S, et al. Usefulness of magnifying endoscopy with narrow-band imaging for determining the horizontal extent of early gastric cancer when there is an unclear margin by chromoendoscopy（with video）. Gastrointest Endosc　74：1259-1267, 2011

[4] Nagahama T, Yao K, Uedo N, et al. Delineation of the extent of early gastric cancer by magnifying narrow-band imaging and chromoendoscopy：a multicenter randomized controlled trial. Endoscopy　50：566-576, 2018

[5] 八尾建史. 胃拡大内視鏡. 日本メディカルセンター, pp 223, 2009

为验证早期胃癌范围诊断所需的内镜图像和组织病理图像对应

藤田 泰子[1]

永冢 真

杉本 亮

田中 义人

上杉 宪幸

鸟谷 洋右[2]

赤坂 理三郎

川崎 启祐

石田 和之[1]

松本 主之[2]

菅井 有[1]

摘要●在进行正确内镜诊断的基础上，将组织病理图像还原成内镜图像是非常重要的。特别是由于图像增强内镜和放大内镜的普及，内镜图像变得更能反映组织结构，与组织病理图像之间的对比也被要求详细到腺管水平。因此，笔者等提出了一种将内镜图像和组织病理图像进行系统对比的方法，命名为KOTO法，并进行了报道。该对比方法分为以下3个阶段进行：①标本的固定和图像拍摄；②标本图像和组织病理图像的叠加；③标本图像和内镜图像的对应以及内镜图像和组织病理图像的叠加。本文通过具体的病例展示对这个方法的细节进行说明。希望系统的对比能促进内镜诊断的进步。

关键词 早期胃癌 病理 内镜 对应 KOTO 法

[1] 岩手医科大学医学部病理诊断学讲座
〒 028-3695 岩手县紫波郡矢巾町医大通 2 丁目 1-1 E-mail : fujitaya@iwate-med.ac.jp
[2] 同 内科学讲座消化器内科消化管分野

前言

近年来，随着内镜在早期胃癌的诊断及治疗上得到广泛应用，内镜诊断的重要性也在增加。特别是，进行正确的范围诊断，对于内镜治疗时病变的完整切除、肿瘤最大径的评估等，以及为了进行正确的病理诊断是必不可少的。另外，为了得到正确的内镜诊断，从组织病理图像到内镜图像的反馈是非常重要的，越来越多的病例进行了内镜图像和组织病理图像的精细对应。

另一方面，由于图像增强内镜和放大内镜的普及，在根据病变表面微结构和微血管结构建立的 VS 分型（vessel plus surface classification system）等胃早癌分类系统中，由于癌组织病理图像和背景黏膜的结构的多样性，未能确立类似日本内镜窄带成像技术专家组（the Japan NBI Expert Team, JNET）结直肠放大分型那样的定型分类。在能够获得反映腺管水平、血管水平组织结构内镜图像的今天，以及理解胃镜图像的基础上，要求进行在腺管水平上更详细的对应。然而，保证内镜图像和组织病理图像上腺管水平的"点对点"对应是非常困难的。

因此，笔者等曾报道将内镜图像和组织病理图像在腺管水平上进行系统对应的方法即KOTO 法。此次，笔者将介绍使用改良 KOTO 法进行内镜—病理对应的方法。

对应方法

对比按下面的 3 个步骤进行：①标本的固定和图像拍摄；②标本图像和组织病理图像的叠加；③标本图像和内镜图像的对应及内镜图

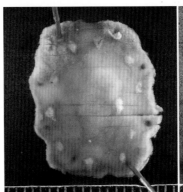
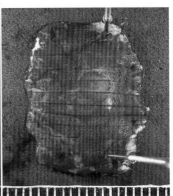

图1 用数码相机拍摄的标本的整体图像。
a 常规拍摄。
b 在浸水状态下拍摄。没有标本表面的反射光，表面结构和血管变得容易观察。

图2 切割后的标本整体像（实体显微镜像）。
a 通过从侧面照射光线，表面结构变得稍微清晰。
b 结晶紫（pyoktanin）染色后。表面结构变得清晰，但血管却变得难以辨识。

像与组织病理图像的叠加。

以下进行详细说明。

1. 标本的固定和图像拍摄

（1）标本的固定

使内镜切除标本适度延展，钉在软木板上，用10%中性缓冲福尔马林溶液进行组织固定。为了不使标本的边缘卷曲折叠，仔细地拉伸黏膜，待其平整后固定是很重要的。

（2）在浸水状态下拍摄标本大体照片（**图1**）

将福尔马林固定后的标本在浸水状态下拍摄大体照片。示例（**图1**）是用数码相机（D7500，Nikon）拍摄的标本大体照片。与普通摄影（**图1a**）相比，在浸水状态下标本表面无反射光，表面的腺体和血管结构变得更容易观察（**图1b**）。在标本较小的情况下，可用实体显微镜拍摄整体图像，也便于与放大图像之间的对应。**图2**的切割后的整体图像是使用实体显微镜（SZX16，OLYMPUS公司生产）和配套相机

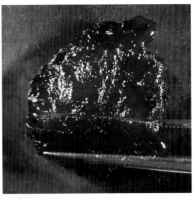

图3 切割后的标本。切割标本时不要切断黏膜下组织。将标本放置在软木板等的角上，把标本的靠近自己这边像本图一样稍微牵拉，切割线就会扩大，使得切割线易于识别。

（DP20，OLYMPUS公司生产）拍摄的图像。

（3）在只切开黏膜的状态下拍摄水浸状态下的标本的整体图像（**图2**）

在标本上以2~3mm的间隔进行标本切割。

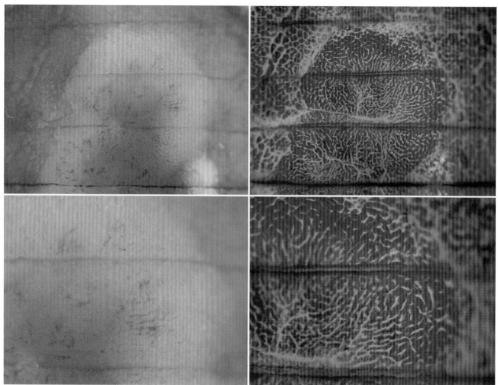

a	b
c	d

图4 用实体显微镜拍摄的放大图像。
a 结晶紫染色前的中倍放大图像。
b 结晶紫染色后的中倍放大图像。
c 结晶紫染色前的高倍放大图像。
d 结晶紫染色后的高倍放大图像。

此时，不切断黏膜下组织（**图3**）。由于不切断黏膜下的组织，表面的结构不会发生错位，因此可以拍摄带有切线位置的图像。由于切割得太浅导致切割线很难分辨，甚至后续取材不能在同一部位切开，所以有必要切割后再次在浸水状态下拍摄标本以记录并便于后续沟通（**图2a**）。

接着，用结晶紫等染色液对标本进行染色并拍摄（**图2b**）。首先用稀释到0.5%左右的结晶紫溶液浸染标本表面数秒，然后用水冲洗。在染色前充分除去标本表面的黏液，可以均匀染色，但在染色时要小心操作，注意不要使表层的上皮脱落。在结晶紫染色后虽然表面结构变得清晰，但血管变得难以辨识，因此最好是对染色前和染色后的标本都进行拍摄。染色在切割前、切割后进行都没有什么问题。示例是在切割后进行的染色。

（4）在浸水状态下拍摄所关注区域的放大图像（**图4**）

在拍摄标本的整体图像后，在浸水状态下拍摄所关注区域的放大图像。在对结晶紫染色前标本进行拍摄时，尽量从侧面向标本照射光，使表面结构变得更容易辨识（**图4a，c**）。可使用实体显微镜进行标本局部细节的放大图像拍摄，但用高清数码相机也可以在一定程度上代替。

（5）标本的分割和切片制作

图像拍摄结束后，将标本沿着黏膜的切割线切开。这时如果标本分割的位置偏离最初的黏膜切割线位置，病理切片和先前拍摄的大体

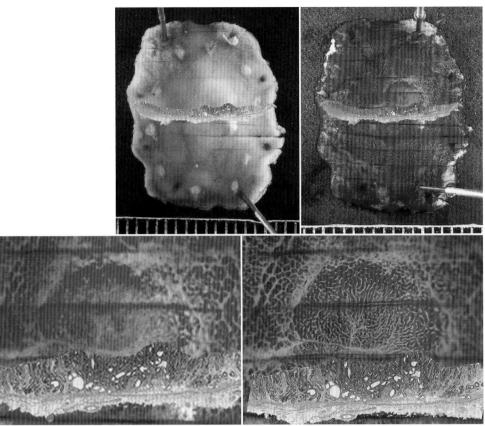

a	b
c	d

图5 标本图像和组织病理图像的叠加。

a 与结晶紫染色前的切割标本的叠加。标记在染色前更能清楚地辨识。

b 与结晶紫染色后的切割标本的叠加。

c 拉伸了**b**的中央部的图像。

d 参考**c**的位置关系和缩尺，在中倍放大的实体显微镜像上叠加组织的放大图像。为了让表面结构更容易看清楚，将组织病理图像叠加在比切割线稍微向下错开的位置。

图像就无法实现对应，所以一定要沿着最初切割线切开标本。

另外，如果制作切片时组织条弯曲，也会使病理和大体图像对应变得困难，因此必须尽量保证组织条平直。在制作病理切片过程中，由于制作石蜡块时的模具大小都是固定的，所以有时会将过长的组织条弯曲制成切片，这样会影响标本对应。因此，需要对过长的组织条进行适当分割，以适应石蜡模具的大小，从而保证切片中组织条平直。

2. 标本图像和组织病理图像的叠加（图5）

展示例中标本图像和组织病理图像的叠加是使用图像处理软件（Adobe Photoshop Elements 15，Adobe Systems 公司生产）进行的。组织病理图像通过软件（APERIO AT2，Leica Biosystems 公司生产）采集，将实体显微镜下拍摄的各部位的放大图像生成 TIF 文件（APERIO Image Scope，v.12.0.1.5027，Leica Biosystems 公司生产），用于后续对应。组织病理图像也可以用普通显微镜摄影装置拍摄的图像来代替，但由于普通显微镜难以拍摄组织条全貌图，因此需要多部位拍摄而后拼接出组织条的低部全貌图。

在标本图像上叠加组织病理图像的方法，使用 Photoshop 按照以下①～⑤的步骤进行。

①在 Photoshop 中打开标本图像和组织病

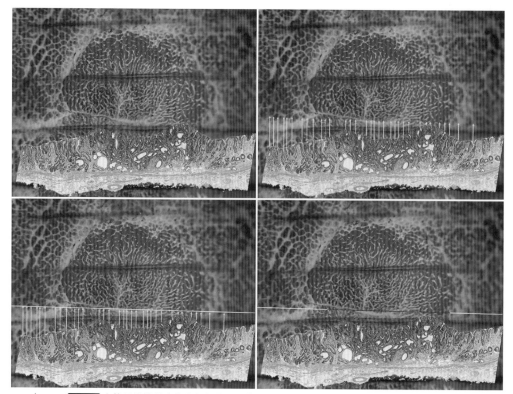

图6 实体显微镜放大像和组织病理图像的对应。

a 在实体显微镜放大像上叠加了组织病理图像的图像。
b 用黄色箭头推定对应的腺管开口部。
c 用白线推定切片制作线。
d 用红线标测出肿瘤的范围。

理图像，在专家模式（expert mode）下使用工具栏的自动选择工具，选择组织标本的背景（此时设定允许值，以使组织标本和背景能够区别开。这次的展示例是以允许值15进行的）。

　②点击菜单栏中的选择范围的"反转选择范围"，将组织标本侧设定为选择范围。

　③选择菜单栏中的编辑的"复制"，复制选择范围。

　④切换到标本图像的窗口，选择菜单栏中的编辑的"粘贴"，粘贴组织病理图像。

　⑤利用工具栏的选择工具选择组织病理图像，通过拖动任意一个方形填充框来放大或缩小组织病理图像，使与标本图像一致。必要时，可旋转组织病理图像以使方向一致。

（1）标本整体图像和组织病理放大镜像的叠加

　　用上述①~⑤的步骤将组织病理的放大镜

像叠加在切割后的标本的整体图像上（**图5a，b**）。由于在制作组织标本时脱水引起的收缩和在石蜡切片的伸展等因素，标本的大小多少会产生误差，因此要参考标记点和固定针孔的位置等来调整。由于制作切片时技师会首先粗加工蜡块再切片等，因此会导致数百微米的组织在粗加工过程中被废弃掉，所以比起切割线，切片中组织条的位置会稍微错开，但可通过寻找标记点和黏膜凹凸特征来推定切片制作线。

（2）所关注区域的放大图像与组织病理图像的叠加

　　将标本整体图像和组织病理的图像叠加，一边确认位置和伸缩比例（**图5c**），一边叠加所关注区域的放大图像和相同部位组织学图像（**图5d，6a**）。确认黏膜的凹凸和腺管的开口部，使之对应（**图6b**）。整体图像和放

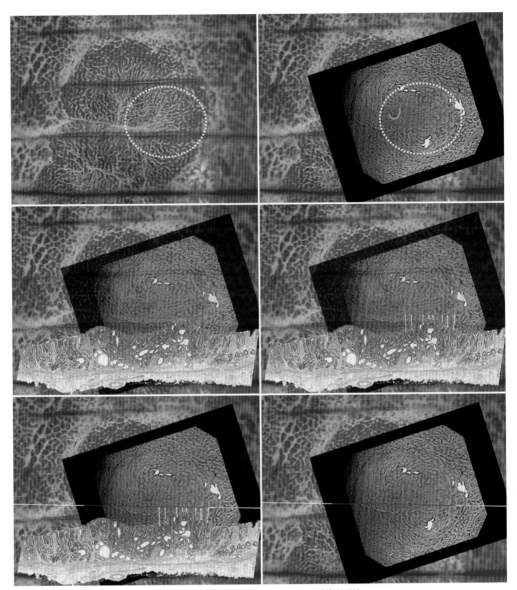

a	b
c	d
e	f

图7 实体显微镜像和内镜图像的对应以及组织病理图像的叠加。

a 实体显微镜放大像。以绿线部的腺管为中心的黄色圆圈内是与内镜图像对应的范围。

b 叠加了对应的部位的内镜图像。将内镜图像叠加在a上，使黄色圆圈内对应。

c 设定内镜图像不透明度为60%，组织病理图像也叠加。

d 对比使实体显微镜像和内镜图像对应了的范围内的腺管开口部和内镜图像（黄色箭头所指）。

e 表示了推定的切片制作线（白线）和肿瘤的范围（红线）。

f 将组织病理图像和黄色箭头设定为不表示。由于只在a、b所示的黄色圆圈内使内镜图像和实体显微镜像对应，所以只能评估肿瘤右侧的边界。由于左侧边界无法通过此对应进行评估，因此为了肿瘤左侧边界的评估需要再次对应。

大镜像的叠加是大致的位置对准，虽然会产生一些位移，但是要注意不要有太大的错位，同时寻找特征性的黏膜面凹凸和腺管的开口部进行对应，推定切片制作线（**图6c**）。将肿瘤的范围标注到标本图像上（**图6d**）。

3. 标本图像和内镜图像的对应以及内镜图像与组织病理图像的叠加（**图7**）

（1）使所关注区域的放大图像与内镜图像对应

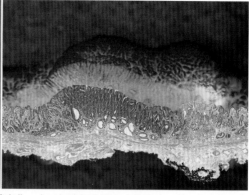

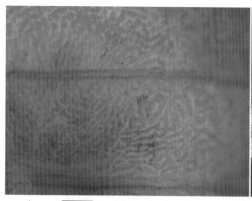 a | b **图8** 通过本方法评估黏膜表层的微血管变化。由于切除标本没有血液流动，所以在内镜图像中观察到的血管在标本中不一定全都同样能被观察到，但根据标本内的血液量不同，有时也能观察到与在内镜图像中观察到的血管形态相同的血管。由于红细胞会随着重力而下沉，所以用黏膜面朝下的方式固定标本。
a 将结晶紫染色后的放大图像叠加到染色前的标本放大图像上，将结晶紫染色后图像的不透明度下调到20%。可见血管围绕着腺管开口部。
b 将组织病理图像叠加到标本纵剖面图像上。

使所关注区域放大后的实体显微镜像与内镜图像的表面结构相对应。由于内镜图像呈鱼眼透镜样，在中央和边缘部的缩尺不同，需要注意整体一致。另外，尽可能使所关注部位拍摄的内镜图像为中心正面观，此时图像错位少更容易对准。叠加与标本图像（**图7a**）相对应的内镜图像，使特征性的表面微结构相对应（**图7b**）。此时，在 Photoshop 上通过选择叠加后的标本图像和组织标本，使图层连接起来，然后将层复制到内镜图像上使其叠加时，之后的内镜图像和组织病理图像的叠加就变得容易了。在叠加的时候，事先将组织病理图像的图层设定为不表示的话会变得容易操作。

（2）在内镜图像上叠加组织病理图像

当降低内镜图像的不透明度时，就能透见切割线（**图7c**），画出对应的腺管（**图7d**）和推定切片制作线（**图7e**）。通过设定组织病理图像为不显示，内镜图像中肿瘤的范围变得容易看清（**图7f**）。如果内镜图像是接近正面观且被充分放大拍摄的话，这样在 Photoshop 上可以叠加内镜图像和实体显微镜像，进一步也可以叠加组织病理图像；但如果是放大倍数低的内镜图像，由于内镜图像和实体显微镜像也有时很难叠加，因此需要参考实体显微镜像的表面结构把组织病理图像叠加到内镜图像上。

在以上对比的基础上，叠加结晶紫染色前和染色后的标本图像，通过降低染色后图像的不透明度，也可以观察腺管开口部和血管的位置关系（**图8a**）。另外，如果预先拍摄标本的纵剖面，将有助于推定表面血管的情况（**图8b**）。

结语

此次介绍的 KOTO 法是一种 ESD 术后浸水再观察、拍摄标本大体图像，并将其与内镜和病理图像进行详细对应的方法。然而，该方法的局限性在于切片制作线是根据黏膜的凹凸和腺管的排列来推定的。最近，对这一点进行改良的 KOTO 法 2 也被提出。

像这样，从整体图像出发系统地进行详细的对比，通过将组织病理学的信息还原到内镜检查图像中，可促进内镜诊断水平的进一步提高。

参考文献

[1] 日本胃癌学会(編). 胃癌治療ガイドライン, 第5版. 金原出版, 2018

[2] Yao K, Anagnostopoulos GK, Ragunath K. Magnifying endoscopy for diagnosing and delineating early gastric cancer. Endoscopy 41:462-467, 2009

[3] Sano Y, Tanaka S, Kudo SE, et al. Narrow-band imaging(NBI) magnifying endoscopic classification of colorectal tumors proposed by the Japan NBI Expert Team. Dig Endosc 28:526-533, 2016

[4] Fujita Y, Kishimoto M, Dohi O, et al. How to adjust endoscopic findings to histopathological findings of the stomach: a "histopathology-oriented" correspondence method helps to understand endoscopic findings. Gastric Cancer 21: 573-577, 2018

Summary

Method for Facilitating Correspondence between Endoscopic and Histological Images to Verify Endoscopic Diagnosis

Yasuko Fujita[1], Makoto Eizuka,
Ryo Sugimoto, Yoshihito Tanaka,
Noriyuki Uesugi, Yosuke Toya[2],
Risaburo Akasaka, Keisuke Kawasaki,
Kazuyuki Ishida[1], Takayuki Matsumoto[2],
Tamotsu Sugai[1]

To establish an accurate diagnosis following endoscopy, histological information needs to correspond with endoscopic images. Because image-enhanced and magnifying endoscopy provides detailed images reflecting histological structures, more precise correspondence between endoscopic and histological images at a gland level is desired. Therefore, we present a systematic one-to-one method, known as the KOTO method, to facilitate correspondence between endoscopic and histological images. This method comprises three steps: fixation and acquiring images of endoscopically resected materials, matching the obtained images with histological images, and fitting the histological images to those obtained from endoscopically resected materials. We also present a representative case that utilized this method. This precise method for facilitating correspondence will help establish a more accurate endoscopic diagnosis.

[1]Department of Molecular Diagnostic Pathology, School of Medicine, Iwate Medical University, Iwate, Japan

[2]Division of Gastroenterology, Department of Internal Medicine, School of Medicine, Iwate Medical University, Iwate, Japan

早期胃癌的范围诊断

内多 训久 [1]
前田 充毅 [2]
重久 友理子
宫田 好裕
大家 力矢 [1]
佐佐木 紫织
岩崎 丈纮
小岛 康司
冈崎 三千代
岩村 伸一

摘要● 关于早期胃癌的范围诊断，在本文中研究了幽门螺杆菌（*Helicobacter pylori, H. pylori*）的感染状况、胃癌组织分型以及不同的内镜检查方法（modality），即常规白光内镜和色素内镜（C-WLI & CE）、NBI联合放大内镜（ME-NBI）不同倍率下观察的范围诊断能力。在已有的报道中，认为除菌后胃癌的范围诊断很困难，但是在本研究中，C-WLI和CE观察不管是对幽门螺杆菌现症感染病例还是既往感染病例都有同等的范围诊断能力。ME-NBI弱放大观察虽然在幽门螺杆菌现症感染病例中与ME-NBI最大倍率观察具有几乎相同的正确诊断率，但幽门螺杆菌既往感染病例与幽门螺杆菌现症感染病例的正确诊断率相比显著降低，因此认为有必要进行ME-NBI最大倍率观察。从组织分型来看，分化型胃癌不论幽门螺杆菌感染状况如何，正确诊断率都较高；但在未分化型胃癌中则有少数病例使用各种内镜检查方法的范围诊断正确诊断率均较低，并且在幽门螺杆菌现症感染病例有正确诊断率低的趋势。早期胃癌的范围诊断，根据幽门螺杆菌感染的有无、癌的组织型和内镜检查方法的不同正确诊断率也有所不同，因此需要在理解它们的性质后慎重地进行早期胃癌的范围诊断。

| 关键词 | 胃癌范围诊断 现症感染胃癌 除菌后胃癌 分化型胃癌 未分化型胃癌 |

[1] 高知赤十字病院消化器内科　〒780-8562 高知市秦南町 1 丁目 4-63-11
　　E-mail：ucchy31@yahoo.co.jp
[2] 同　内科

前言

在日本，从 1970 年左右起，利用以靛胭脂为代表的色素染色法进行早期胃癌诊断开始盛行，而可以观察胃黏膜表面结构后，诊断能力也有了飞跃性的提高。在 21 世纪初，Yao 等阐明了早期胃癌的放大内镜表现；在 2006 年窄带成像技术（narrow band imaging, NBI）上市以后，图像增强内镜（image enhanced endoscopy, IEE）和内镜相关设备有了显著的进步。另外，关于胃癌，在 2013 年根除幽门螺杆菌（*Helicobacter pylori, H. pylori*）被纳入保险条款后除菌得到广泛应用，背景胃黏膜的变化、幽门螺杆菌除菌后胃癌，以及 Ueyama 等提出的以胃底腺型胃癌为代表的特殊型胃癌等新概念的出现，围绕胃癌的环境的各种变迁，一直延续至今。

在这样的背景下，重新理解内镜的胃癌范

围诊断能力，并掌握这方面的知识以进行内镜检查是非常重要的。另外，关于放大内镜诊断，根据 Yao 等提出 VSCS 分类系统（vessel plus surface classification system）为基础的诊断法——早期胃癌的放大内镜诊断简化流程（magnifying endoscopy simple diagnostic algorithm for early gastric cancer, MESDA-G），诊断标准得到了统一。但现状是观察及专业术语并未完全统一。因此，在本文中从幽门螺杆菌感染的有无、不同的胃癌组织型等方面研究了对早期胃癌的不同内镜检查方法的范围诊断能力。

对象和方法

2013 年 4 月 —2018 年 6 月，在本院通过内镜黏膜下剥离术（endoscopic submucosal dissection, ESD）切除的 315 个病变中，以除幽门螺杆菌除菌情况不明或疗效观察中的 38 个病变以外的 277 个病变为对象，根据幽门螺杆菌感染的有无分为幽门螺杆菌现症感染胃癌（现症感染胃癌）组和幽门螺杆菌既往感染胃癌（既往感染胃癌）组。分别回顾性（retrospective）算出各组的白光内镜（conventional white light image, C-WLI）、色素内镜（chromoendoscopy, CE）和 NBI 联合放大内镜（magnifying endoscopy with NBI, ME-NBI）的范围诊断正确诊断率，对以下项目进行了研究：

①在各组间或各组内的 C-WLI & CE、ME-NBI 弱放大、ME-NBI 最大倍率下的范围诊断能力的差异；

②ME-NBI 的主要 VSCS 表现；

③各组的不同胃癌组织类型的范围诊断正确诊断率。

关于各组间诊断能力的差异，采用 Fisher's 精确检验；关于各组内诊断能力的差异，采用 McNemar's 检验，分析了 C-WLI & CE 以及 ME-NBI 各倍率下的提高效果。

另外，在组织型的分类上，关于混合型癌，按占优势的组织型分为分化为主或未分化为主。

1.内镜检查

在本院对于 ESD 适应证患者，为了预防胃炎状态下的黏液和出血，从距精查日至少 1 周以上就开始使用伏诺拉赞（vonoprazan）、质子泵抑制剂（proton pump inhibitor, PPI）或 H₂ 受体阻滞剂；作为内镜的前处置，在即将检查前进行漱口和内服链霉蛋白酶、二甲硅油、碳酸氢钠与 100 mL 水混合液。内镜检查基本在地西泮、喷他佐辛的镇静下施行。在 C-WLI、CE 观察后，仔细地洗净靛胭脂，按 ME-NBI 弱放大至 ME-NBI 最大倍率放大的顺序进行边界部的观察和拍照。最终在 ME-NBI 也不能确定边界的情况下，从该部位明确被认为是病变以外的部位取材活检，从组织病理学上确认是病变外部，从而决定切除范围。在 ESD 时，与精查时相同的步骤进行内镜检查，进行边界周边的摄影，用比较能确信的内镜检查方法在边界附近进行标记。

在本研究中以切除标本的病理学表现为基础，将病变范围在切除标本上进行标注，并以 ESD 时的标记点为指标，在内镜图像上重建病变范围，回顾性研究了 C-WLI & CE、ME-NBI 的范围诊断能力。使用的内镜检查光源为 EVIS LUCERA ELITE（Olympus 公司制造），内镜为 GIF-H260Z（Olympus 公司制造）。在内镜前端安装了黑色先端帽；在结构增强方面，在 C-WLI & CE 观察时采用了 mode B 和 level 6，在 ME-NBI 观察时采用了 mode B 和 level 8。

关于范围的诊断，在 C-WLI & CE 观察中根据与背景胃黏膜的色差、通过喷洒靛胭脂而产生的黏膜表面的凹凸、与周围胃黏膜之间的高低差、胃小区形状的差异等来诊断；在 ME-NBI 观察中，根据 MESDA-G，与背景胃黏膜之间见有清晰的分界线（demarcation line, DL），并且在病变内部见有不规则的微血管结构和不规则的微表面结构［irregular microvascular（MV）pattern & irregular microsurface（MS）pattern］的情况下作为肿瘤边界。

表1 研究对象的临床表现		
	现症感染胃癌	既往感染胃癌
病变数	81	196
男：女	64：17	143：53
年龄（平均）	50～94（73.0）岁	39～91（73.1）岁
部位		
U	15	35
M	31	72
L	35	89
肿瘤大小（平均）	5～180（20）mm	2～70（16.7）mm
主要的肉眼形态		
隆起型	38	84
平坦型	17	37
凹陷型	26	75
组织分型		
分化型	75	182
未分化型	1	5
混合型		
混合型（分化为主）	3	9
混合型（未分化为主）	2	0
特殊型胃癌		
胃底腺型	0	3
胃底腺黏膜型	0	1

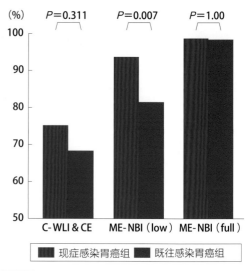

图1 在幽门螺杆菌现症感染胃癌组、幽门螺杆菌既往感染胃癌组的C-WLI & CE、ME-NBI弱放大和ME-NBI最大倍率的范围诊断正确诊断率。

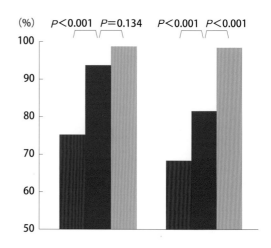

图2 在幽门螺杆菌现症感染胃癌组和幽门螺杆菌既往感染胃癌组，对于C-WLI & CE的ME-NBI弱放大、ME-NBI弱放大的最大倍率的正确诊断率提高效果。

2.范围诊断的判定

　　将病变位于标记内的情况作为 ME-NBI 范围诊断正确，病变位于标记外的情况和标记明显不符的情况，以及由于范围诊断困难而进行了阴性活检的情况作为无法诊断范围。关于 C-WLI & CE 以及 ME-NBI 弱倍放大的范围诊断能力，根据临床实际，即使只有极少部分边界不清也可以进行标记，将与总述判定项目不相矛盾的情况，判断为范围诊断正确。而 ME-NBI 最大倍率下，即使有一部分模糊的部位也定为无法进行范围诊断。

结果

　　作为对象的 277 个病变的详细情况如**表1**所示。其中幽门螺杆菌现症感染胃癌为 81 个病变，幽门螺杆菌既往感染胃癌为 196 个病变，

男女比例、大小、部位、肉眼分型未见显著性差异。在幽门螺杆菌现症感染胃癌中，分化型为 78 个病变，其中有 3 个为分化为主的混合型病变；未分化型为 3 个病变，其中有 2 个为未分化为主的混合型病变。在幽门螺杆菌既往感染胃癌中，分化型为 191 个病变，其中有 9 个为分化为主的混合型病变；未分化型为 5 个病变；特殊型胃癌为 4 个病变。

表2 幽门螺杆菌现症感染胃癌的VSCS表现			
	规则的MS	不规则的MS	缺乏MS
规则的MV	0	0	1（1.2%）
不规则的MV	8（9.9%）	58（71.6%）	4（4.9%）
缺乏MV	0	10（12.3%）	0

MV：microvascular pattern，微血管结构；
MS：microsurface pattern，微表面结构。

表3 幽门螺杆菌既往感染胃癌的VSCS表现			
	规则的MS	不规则的MS	缺乏MS
规则的MV	1（0.5%）	1（0.5%）	1（0.5%）
不规则的MV	29（14.8%）	112（57.1%）	20（10.2%）
缺乏MV	2（1.0%）	30（15.3%）	0

MV：microvascular pattern，微血管结构；
MS：microsurface pattern，微表面结构。

表4 不同组织类型的范围诊断正确诊断率	分化型		未分化型	
幽门螺杆菌感染	现症感染	既往感染	现症感染	既往感染
病变数	78	191	3	5
C-WLI & CE	60/78（76.9%）	132/191（69.1%）	1/3（33%）	2/5（40%）
ME-NBI	78/78（100%）	189/191（98.9%）	2/3（66%）	4/5（80%）
不能诊断	0/78（0）	2/191（1%）	1/3（33%）	1/5（20%）

各组间的 C-WLI & CE 和 ME-NBI 的范围诊断正确诊断率如**图 1**所示。C-WLI & CE 的正确诊断率在幽门螺杆菌现症感染胃癌组为 75.3%，在幽门螺杆菌既往感染胃癌组为 68.4%，在两组之间未见显著性差异。关于 ME-NBI 弱放大观察，在幽门螺杆菌现症感染胃癌组的正确诊断率为 93.8%，而在幽门螺杆菌既往感染胃癌组的正确诊断率为 81.6%，在幽门螺杆菌既往感染胃癌组的正确诊断率显著低于幽门螺杆菌现症感染胃癌组（$P = 0.007$）。在最大倍率观察中，幽门螺杆菌现症感染胃癌组的正确诊断率为 98.8%，幽门螺杆菌既往感染胃癌组的正确诊断率为 98.5%，在两组之间无显著性差异（$P = 1.00$）。

另外，当进行各组内的分析时，在幽门螺杆菌现症感染胃癌组，相对于 C-WLI & CE，观察到 ME-NBI 弱放大观察对正确诊断率有提高效果（$P < 0.001$）；相对于 ME-NBI 弱放大观察，未见 ME-NBI 最大倍率观察对正确诊断率有提高效果（$P = 0.134$）。在幽门螺杆菌既往感染胃癌组，C-WLI & CE、ME-NBI 弱放大观察、最大倍率观察各组间均有显著性差异，对正确诊断率见有提高效果（均 $P < 0.001$）（**图 2**）。

接下来，ME-NBI 的主要的 VSCS 表现如**表 2**和**表 3**所示。在幽门螺杆菌现症感染胃癌组和幽门螺杆菌既往感染胃癌组，均为不规则的微血管结构和不规则的微表面结构最多；但在幽门螺杆菌既往感染胃癌组，规则的微血管结构和不规则的微表面结构次之。当按不同组织型分析时，在各种内镜检查方法中，有未分化型的正确诊断率低的趋势。最后，在分化型胃癌组，无法进行范围诊断的病变，在幽门螺杆菌现症感染组为 0，在幽门螺杆菌既往感染组为 1%。在未分化型癌中，无法进行范围诊断的病变，在幽门螺杆菌现症感染组为 33%，在幽门螺杆菌既往感染组为 20%（**表 4**）。

病例

[**病例1**] 幽门螺杆菌现症感染，分化型胃癌。

在 C-WLI 观察中，病变为 20 mm 大小，轻度隆起，边界不清（**图 3a**）。在 CE 观察中，后壁侧边界清晰，但在大弯侧不清晰（**图 3b**）。在 ME-NBI 弱放大观察中，通过色调差异也很容易显示病变全周边界（**图 3c，e**）。其内部的微表面结构在前壁侧为规则的微表面结构，而在大弯侧为不规则的微表面结构。在

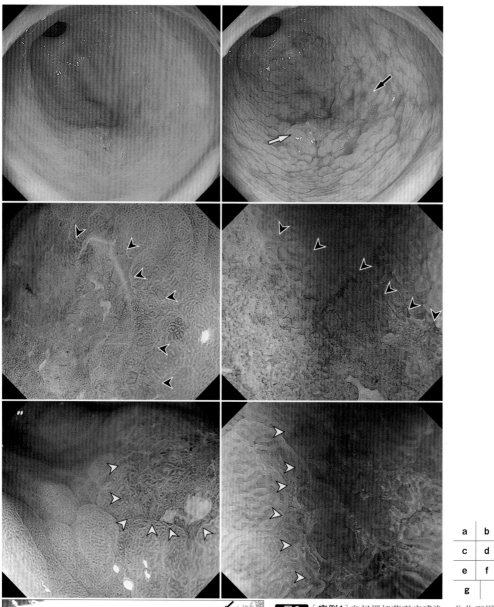

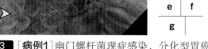

图3 ［**病例1**］幽门螺杆菌现症感染，分化型胃癌。

a C-WLI像。

b CE像。箭头所指为放大观察部位。

c b的黑色箭头所指部位的ME-NBI弱放大像。黑色箭头所指部位为边界部，边界清晰。

d b的黑色箭头所指部位的ME-NBI最大倍率像。黑色箭头所指部位为边界部，边界清晰。

e b的黄色箭头所指部位的ME-NBI低倍放大像。黄色箭头所指部位为边界部，边界清晰。

f b的黄色箭头所指部位的ME-NBI最大倍率像。黄色箭头所指部位为边界部，边界清晰。

g 组织病理像。极小一部分（黑色箭头所指部位）覆盖非癌上皮，但不影响范围诊断。

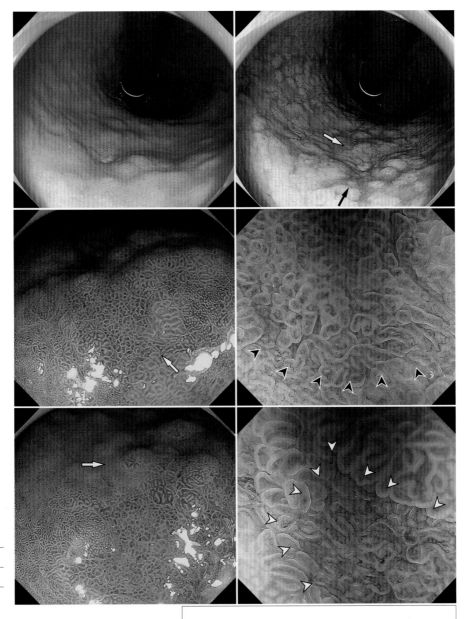

图4 [病例2]幽门螺杆菌既往感染，分化型胃癌。

a C-WLI像。

b CE像。箭头所指为放大观察部位。

c b的黑色箭头所指部位（病变的肛门侧）的ME-NBI低倍放大像。见有上皮环内血管结构（VEC pattern），但边界不清。

d c的黄色箭头所指部位的ME-NBI最大倍率像。在内部见有不规则的微血管结构（irregular MV pattern），黑色箭头所指部位为边界部，边界清晰。

e b的黄色箭头所指部位（病变的口侧）的ME-NBI弱放大像。边界不清。

f e的黄色箭头所指部位的ME-NBI最大倍率像。清晰地见有不规则的微血管结构（irregular MV pattern），黄色箭头所指部位为边界部，边界清晰。

g 组织病理像。表层被低异型癌和非癌上皮所覆盖。

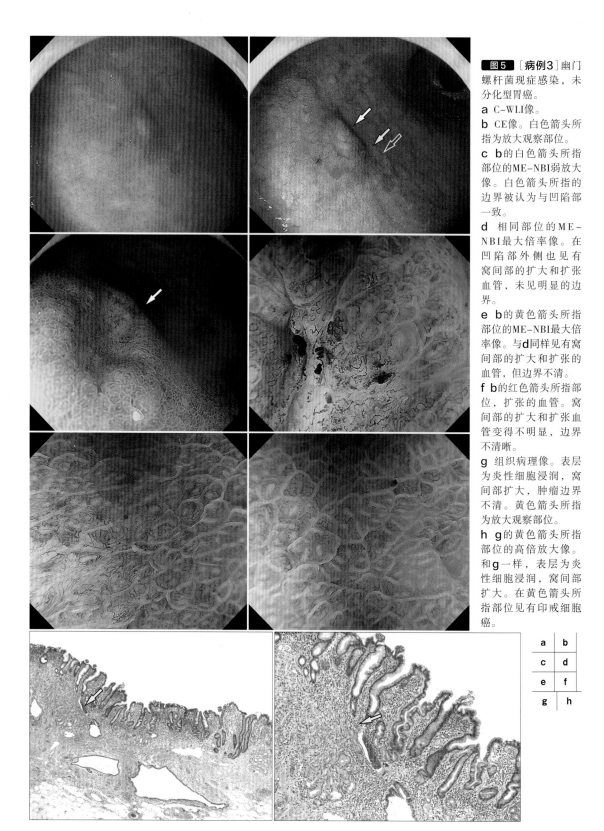

图5 ［病例3］幽门螺杆菌现症感染，未分化型胃癌。

a C-WLI像。

b CE像。白色箭头所指为放大观察部位。

c b的白色箭头所指部位的ME-NBI弱放大像。白色箭头所指的边界被认为与凹陷部一致。

d 相同部位的ME-NBI最大倍率像。在凹陷部外侧也见有窝间部的扩大和扩张血管，未见明显的边界。

e b的黄色箭头所指部位的ME-NBI最大倍率像。与d同样见有窝间部的扩大和扩张的血管，但边界不清。

f b的红色箭头所指部位，扩张的血管。窝间部的扩大和扩张血管变得不明显，边界不清晰。

g 组织病理像。表层为炎性细胞浸润，窝间部扩大，肿瘤边界不清。黄色箭头所指为放大观察部位。

h g的黄色箭头所指部位的高倍放大像。和g一样，表层为炎性细胞浸润，窝间部扩大。在黄色箭头所指部位见有印戒细胞癌。

a	b
c	d
e	f
g	h

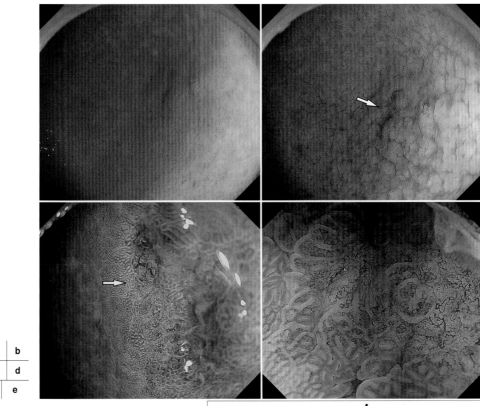

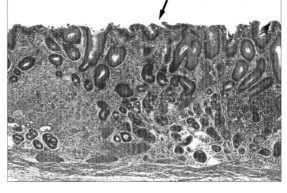

a	b
c	d
	e

图6 [病例4]幽门螺杆菌既往感染，未分化型胃癌。
a C-WLI像。
b CE像。白色箭头所指为放大观察部位。
c b的白色箭头所指部位的ME-NBI低倍放大像。在病变内部见有不规则的微血管结构（irregular MV pattern），边界清晰。黄色箭头所指为放大观察部位。
d c的黄色箭头所指部位的ME-NBI最大倍率像。比c更清楚地观察到边界。
e 组织病理像。肿瘤边界靠外部的窝间部变窄。黑色箭头所指为肿瘤边界部位。

ME-NBI 最大倍率观察下为不规则的微血管结构和不规则的微表面结构（**图 3d，f**）。

　　组织病理学上，在极小一部分见有非癌上皮，但对边界诊断没有影响（**图 3g**）。

　　[**病例 2**] 幽门螺杆菌既往感染，分化型胃癌。幽门螺杆菌除菌 9 年后。

　　在 C-WLI 观察中，在胃体中部小弯处发现了伴于活检瘢痕的边界不清的凹陷性病变（**图 4a**）。在 CE 观察中肿瘤边界也不清晰（**图 4b**）。在 ME-NBI 弱放大观察中，在病变内部见有不规则的微血管结构和不规则的微表面结构，还有一部分见有 VEC，虽然可以诊断为胃癌，但边界不清晰（**图 4c，e**）。在 ME-NBI 最大倍率观察中，与背景黏膜之间的边界清晰（**图 4d，f**）。

　　在组织病理学上，表层被低度异型肿瘤上皮和非癌上皮所覆盖（**图 4g**）。

　　[**病例 3**] 幽门螺杆菌现症感染，未分化型胃癌。

　　在 C-WLI 观察中，背景黏膜为萎缩黏膜，但略为肥厚，未见血管透见征（**图5a**）。病变中央为白色，周围严重发红，虽然边界不清晰，但具有这种颜色差异，认为是病变边界。在CE观察中，中央部凹陷，与周围的边界清晰，但凹陷外发红的黏膜与周边黏膜之间的边界不清晰（**图5b**）。在ME-NBI弱放大观察中，在凹陷处也未见明显的边界（**图5c**）。当以最大倍率观察时，凹陷部为不规则的微血管结构和缺失微表面结构，血管密度稀疏，不规则性也较强，认为是未分化型。另外，在凹陷外部也见有扩张的毛细血管和窝间部的扩大，认为是癌的上皮下进展，但未见明显的边界（**图5d~f**）。

在组织病理学上，表层有炎性细胞浸润，窝间部扩大，肿瘤边界不清晰（**图5g**）。在表层的一部分见有印戒细胞癌（**图5h**）。

〔**病例4**〕幽门螺杆菌既往感染，未分化型胃癌。

在C-WLI观察中，在前庭部后壁发现了正常色调的凹陷性病变和认为是活检瘢痕的发红的隆起（**图6a**）。在CE观察中，尤其是口侧的边界不清晰，无法判断与发红隆起之间的连续性等（**图6b**）。在ME-NBI弱放大观察中，在病变内部见有不规则的微血管结构，但在口腔侧的一部分边界不清晰（**图6c**）。在最大倍率下清楚地观察到边界（**图6d**）。

在组织病理学上，肿瘤边界外侧的窝间部变窄了（**图6e**）。

讨论

如前所述，在近些年胃癌及其周围的环境发生了变化，在了解其变化的基础上进行日常内镜检查是非常重要的。已有报道称，除菌后胃癌与幽门螺杆菌现症感染胃癌相比，多为凹陷型和平坦型，发现时的肿瘤较小。在本研究中，除菌后胃癌在肉眼形态和肿瘤大小方面与幽门螺杆菌现症感染胃癌相同，与已有报道不同。而且据报道在幽门螺杆菌既往感染胃癌由于非癌上皮的覆盖等原因，癌的存在诊断和

边界诊断困难。丸山等报道，在C-WLI观察中边界清晰的病变在幽门螺杆菌现症感染胃癌为79%，在幽门螺杆菌既往感染胃癌为47%；小林等报道，对于幽门螺杆菌除菌后胃癌，在ME-NBI观察中边界清晰的病变也有76%。虽然未见通过CE观察的研究报道，但笔者预测，与幽门螺杆菌现症感染胃癌相比，CE的范围诊断能力在幽门螺杆菌既往感染胃癌会变低。但是，本次研究是在内服制酸剂等的条件下进行的，关于C-WLI & CE的正确诊断率，在幽门螺杆菌现症感染胃癌组为75.3%，在幽门螺杆菌既往感染胃癌组为68.4%，统计学上未见显著性差异，为同等程度，得到了C-WLI & CE的诊断能力不受幽门螺杆菌除菌与否影响的意外的结果。

笔者等曾就ME-NBI的范围诊断能力进行了不同放大倍率观察的研究，报道最大倍率观察是最为有用的，但在本研究中限于幽门螺杆菌现症感染胃癌在弱放大观察下范围诊断的正确诊断率也高达93.8%，即使进行最大倍率观察，也未见正确诊断率的明显提高效果。另外，像〔**病例1**〕那样，即使仅通过NBI下与背景黏膜之间的色调差异，就能全周性追踪病变边界的病例也很多。由于弱放大观察的方法简单，所以可以简便地诊断胃癌的边界。但是，也有几例需要用最大倍率进行观察。另一方面，关于幽门螺杆菌既往感染胃癌，如〔**病例2**〕那样，与幽门螺杆菌现症感染的胃癌不同，仅凭弱放大观察很难进行范围诊断，很多情况下需要通过最大倍率的观察。这被认为是幽门螺杆菌既往感染胃癌的范围难以诊断的理由之一。

在幽门螺杆菌既往感染胃癌的ME-NBI表现中，规则的微表面结构和不规则的微血管结构的比例较高，即仅将微血管结构作为诊断依据的比例较高，因此笔者认为需要以能够正确评价微血管结构的最大倍率进行观察。另外，在本次研究中显示规则的微表面结构和规则的微血管结构的病变是胃底腺型胃癌，虽然在本文中不做详细叙述，但由于

呈现未见 DL 等特征性的内镜表现，在通过 MESDA-G 进行范围诊断时需要注意。但是，关于切除，只要慎重观察，病变切缘留出一定空间的话就很少有问题。

关于未分化型胃癌，丸山等报道，在范围诊断上不受幽门螺杆菌除菌与否的影响；藤崎等报道，在背景胃黏膜炎症严重的情况下范围诊断困难；Horiuchi 等报道，在幽门螺杆菌除菌后，未分化型胃癌的范围诊断的正确诊断率提高。在本研究中，未分化型胃癌的数量虽然较少，但在 8 个病变中有 2 个病变不能诊断范围，很明显不能诊断的病变的比例比分化型胃癌高。未分化型胃癌由于是在非癌上皮下进展的，所以像[**病例3**]那样，在幽门螺杆菌现症感染时，由于在非癌上皮下进展和背景胃黏膜与炎性细胞浸润引起的放大内镜表现之间无法区分，无法进行范围诊断。另一方面，也见有像[**病例4**]那样，通过幽门螺杆菌除菌背景胃黏膜的炎症减轻而变得可以进行范围诊断的病例，与藤崎等和 Horiuchi 等的报道相同。然而，在未分化型胃癌中也存在有即使使用放大内镜观察也不能正确进行范围诊断的局限性病例，需要进行阴性活检，而且在本院对于未分化型胃癌即使在术前认为能够进行范围诊断，也基本上施行阴性活检。

结语

在本文中，就胃癌的范围诊断进行了研究。笔者认为，今后除菌后胃癌、未感染胃癌以及作为新概念提出的特殊型胃癌的比例会越来越高。在理解它们的性质的基础上，就能进行高精度的内镜检查和诊断。

参考文献

[1] 井田和德, 川井启市, 植松寿树, 他. 色素撒布法に関する工夫とそれによる胃粘膜表面所見の検討. Gastroenterol Endosc 14:340, 1972

[2] 橋本睦弘, 竹田彬一, 郡大裕, 他. 色素による内視鏡検査法—早期胃癌を中心に. 胃と腸 10:1157-1165, 1975

[3] Yao K, Yao T, Iwashita A. Determining the horizontal extent of early gastric carcinoma: two modern techniques based on differences in the mucosal microvascular architecture and density between carcinomatous and non-carcinomatous mucosa. Dig Endosc 14: S83-87, 2002

[4] Ueyama H, Yao T, Nakashima Y, et al. Gastric adenocarcinoma of fundic gland type (chief cell predominant type): proposal for a new entity of gastric adenocarcinoma. Am J Surg Pathol 34:609-619, 2010

[5] Yao K, Iwashita A, Matsui T. A new diagnostic VS classification system produced by magnification endoscopy plus narrow-band imaging in the stomach: microvascular architecture and microsurface structure. *In* Niwa H, Tajiri H, Nakajima M, et al (eds). New Challenges in Gastrointestinal Endoscopy. Springer, pp 169-176, 2008

[6] Yao K, Anagnostopoulos GK, Ragnath K. Magnifying endoscopy for diagnosing and delineating early gastric cancer. Endoscopy 41:462-467, 2009

[7] 八尾建史. 胃粘膜におけるNBI併用拡大内視鏡所見の成り立ちと診断体系(VS classification system). 胃と腸 46:1279-1285, 2011

[8] Muto M, Yao K, Kaise M, et al. Magnifying endoscopy simple diagnostic algorithm for early gastric cancer (MESDA-G). Dig Endosc 28:379-393, 2016

[9] Ito M, Tanaka S, Takata S, et al. Morphological changes in human gastric tumours after eradication therapy of *Helicobacter pylori* in a short-term follow up. Aliment Pharmacol Ther 21: 559-566, 2005

[10] 加藤元嗣, 小野尚子, 森康明, 他. *Helicobacter pylori*除菌後胃癌の特徴—臨床の立場から. 胃と腸 47:1640-1648, 2012

[11] Kobayashi M, Hashimoto S, Nishikura K, et al. Magnifying narrow-band imaging of surface maturation in early differentiated-type gastric cancers after *Helicobacter pylori* eradication. J Gastroenterol 48:1332-1342, 2013

[12] 小林正明, 橋本哲, 水野研一, 他. 除菌後に発見された胃癌におけるNBI拡大内視鏡所見の特徴. 胃と腸 50:289-299, 2015

[13] 丸山保彦, 吉井重人, 景岡正信, 他. H. pylori除菌後胃癌の内視鏡診断と除菌の功罪. 胃と腸 53:685-696, 2018

[14] Uchita K, Yao K, Uedo N, et al. Highest power magnification with narrow-band imaging is useful for improving diagnostic performance for endoscopic delineation of early gastric cancers. BMC Gastroenterol 15:155, 2015

[15] 内多訓久, 八尾建史, 岩崎丈紘, 他. NBI併用拡大内視鏡の観察倍率による胃癌範囲診断能の違い. 胃と腸 50:301-310, 2015

[16] 上山浩也, 八尾隆也, 松本健史, 他. 胃底腺型胃癌の臨床的特徴—拡大内視鏡所見を中心に:胃底腺型胃癌のNBI併用拡大内視鏡診断. 胃と腸 50:1533-1547, 2015

[17] 上山浩也, 八尾隆也. 胃底腺型胃癌の拡大観察診断. 臨消内科 32:1701-1711, 2017

[18] 上山浩也, 八尾隆也, 永原章仁. 特殊な組織型を呈する早期胃癌—胃底腺型胃癌. 胃と腸 53:753-767, 2018

[19] 藤崎順子, 堀内祐介, 山本智理子, 他. NBI併用拡大内視鏡でも範囲診断困難な胃癌の特徴—中分化型や未分化型癌を中心に. 胃と腸 50:279-288, 2015

[20] Horiuchi Y, Fujisaki J, Yamamoto N, et al. Diagnostic accuracy of demarcation of undifferentiated-type early gastric cancer after *Helicobacter pylori* eradication. J Gastroenterol 52:1023-1030, 2017

Summary
Endoscopic Diagnose to Delineate Early Gastric Cancer

Kunihisa Uchita[1], Atsuki Maeda[2],
Yuriko Shigehisa, Yoshihiro Miyata,
Rikiya Daike[1], Shiori Sasaki,
Takehiro Iwasaki, Koji Kojima,
Michiyo Okazaki, Shinichi Iwamura

We investigated the diagnostic abilities of three endoscopic modalities, C-WLI (conventional white light imaging), CE (chromoendoscopy), and ME-NBI (magnifying endoscopy with NBI), for diagnosing early gastric cancers. The diagnostic abilities of C-WLI and CE for both gastric cancers with *HP* (*Helicobacter pylori*) and those without *HP* were almost same. The diagnostic ability of ME-NBI for gastric cancers with *HP* was high and constant, regardless of magnification power. However, after *HP* eradication, the diagnostic ability of ME-NBI with low magnification power was lower than that of ME-NBI with full magnification power. In addition, undifferentiated gastric cancers were more difficult to delineate than differentiated cancers with all the three endoscopic modalities. Therefore, identifying differences in the features of different types of gastric cancers, which undergo various changes due to *HP* infection, and differences in the diagnostic ability of each endoscopic modality is important.

[1]Department of Gastroenterology, Japanese Red Cross Kochi Hospital, Kochi, Japan
[2]Department of Internal Medicine, Japanese Red Cross Kochi Hospital, Kochi, Japan

早期胃癌的范围诊断——范围诊断困难的病例及其临床的应对

分化型癌

幽门螺杆菌现症感染和除菌后的比较

若槻 俊之 [1]

万波 智彦

佐柿 司

永原 华子

须藤 和树

坂林 雄飞

福本 康史

古立 真一

清水 慎一

摘要●在本文中，对幽门螺杆菌（*Helicobacter pylori, H. pylori*）现症感染和既往感染的早期胃癌范围诊断困难的病例进行了研究。在本院的研究中，幽门螺杆菌除菌后胃癌与现症感染胃癌相比，边界不清的病变较多，见有非肿瘤黏膜的覆盖和混杂的比例较高。另外，在幽门螺杆菌除菌后的胃癌中，边界更加模糊的病变以0-Ⅱc型居多，背景黏膜为肠上皮化生的情况较少。在对边界不清的病变进行范围诊断时，着眼于白区（white zone）的宽度的观察是很重要的。另外，在怀疑非肿瘤黏膜覆盖时，需要观察黏膜结构内是否有不规则的血管。还有，在背景黏膜上未见肠上皮化生的情况下，由于非肿瘤黏膜覆盖肿瘤的比例变高，因此在范围诊断上需要特别慎重地观察。

关键词　幽门螺杆菌　幽门螺杆菌除菌后胃癌　范围诊断　覆盖　肠上皮化生

[1] 国立病院機構岡山医療センター消化器内科　〒701-1192 岡山市北区田益1711-1
E-mail：t_wakatsuki0530@yahoo.co.jp

前言

随着窄带成像（narrow band imaging, NBI）联合放大内镜诊断的普及，早期胃癌的侧向范围诊断能力确实得到了提高。以往我们多作为诊断对象的、伴有幽门螺杆菌（*Helicobacter pylori, H. pylori*）感染、以萎缩为背景发生的分化型腺癌，其背景黏膜和癌部位的边界往往是清晰的。对于这样的病变，由于可以适用通过辨识背景黏膜和病变之间的边界，以及在病变内是否存在不规则的微血管结构表现或不规则的表面微结构，进行癌或非癌判定的早期胃癌的放大内镜诊断简化流程（magnifying endoscopy simple diagnostic algorithm for early gastric cancer, MESDA-G），因此很少苦思焦虑于病变范围的诊断。但是，由于对慢性胃炎的幽门螺杆菌除菌疗法的保险条款适用范围的扩大，近年来幽门螺杆菌除菌后胃癌的病例在增加。关于幽门螺杆菌除菌后胃癌，由于伴有非肿瘤上皮的覆盖、低度异型上皮（epithelium with low-grade atypia, ELA）、胃炎样表现等原因，据报道范围诊断困难的病变变多。此次，针对幽门螺杆菌现症感染胃癌和幽门螺杆菌除菌后胃癌，比较了内镜表现和病理学表现，就范围诊断困难的病变的特征，包括背景黏膜的形状进行了研究。

对象

2011年11月—2019年4月，在本院施行了内镜黏膜下剥离术（endoscopic submucosal

dissection, ESD）的早期胃癌中，以在 NBI 联合放大内镜检查中可详细观察的幽门螺杆菌除菌后胃癌 62 个病变和同时期被切除的幽门螺杆菌现症感染胃癌 79 个病变为对象。幽门螺杆菌除菌后的定义为：①有除菌史；②血清幽门螺杆菌 IgG 抗体阴性；③粪便中抗原阴性。需是这 3 项全部满足的病例，排除了被认为是自然除菌的病例。另一方面，幽门螺杆菌现症感染的定义为：①没有除菌史；②血清幽门螺杆菌 IgG 抗体阳性；③粪便中抗原阳性。同样，需这 3 项全部满足。另外，在本研究中排除了 por、sig 的病例。

研究项目

1.临床背景因素

研究了年龄、性别、除菌后经过时间。

2.内镜表现

就颜色、病变部位、肉眼形态、病变边界、绿色上皮（green epithelium）、上皮内微侵袭（intraepithelial microinvasion, IEMI）、亮蓝嵴（light blue crest, LBC）、白球征（white globe appearance, WGA）、病变和背景之间的黏膜形状的差异进行了研究。关于病变边界，根据 NBI 中倍放大像的结构差异来判断，分为：①全周清晰；②不到 1/2 周不清晰；③ 1/2 周以上不清晰 3 种。关于病变和背景黏膜之间形状的差异，将病变和背景黏膜的形状分别分为管状结构、绒毛样结构和结构不清晰，将其形状不同的情况定义为有黏膜形状的差异。

3.病理学表现

用 ESD 切除标本（幽门螺杆菌现症感染胃癌 79 个病变的代表性切片 79 张，幽门螺杆菌除菌后胃癌 62 个病变的全部 297 张切片）评估了肿瘤径、组织型和浸润深度，并且进一步研究了覆盖率（相对于通过肿瘤的全部切片的、非肿瘤黏膜覆盖肿瘤边缘的表层的切片的比率）、覆盖的长度、混杂率（相对于通过肿瘤的全部切片的、在肿瘤表层混杂有非肿瘤腺管的切片的比率）、腺管密度、背景黏膜的形状。

作为覆盖、混杂的非肿瘤黏膜的定义是，伴有癌腺管和明显的前缘（front）形成，而最近被报道的癌源性的 ELA 被排除在本研究的范围之外。腺管密度是在肿瘤内任意划定 4 mm 的区域计算出腺管数，求出其平均值。关于背景黏膜方面，将靠近癌腺管区域的非肿瘤腺管分类为胃固有腺和肠上皮化生。

4.统计学分析

统计学分析采用 χ2 检验及 Mann–Whitney U 检验，P 值小于 5% 为有显著性差异。

结果

1.幽门螺杆菌现症感染胃癌和幽门螺杆菌除菌后胃癌的比较

结果如**表 1** 所示。在内镜表现方面，幽门螺杆菌除菌后胃癌组的病变边界不清的病例明显较多。特别是 1/2 周以上不清晰的比率，在幽门螺杆菌现症感染胃癌组仅为 3.8%（3/79），而在幽门螺杆菌除菌后胃癌组为 43.5%（27/62）。另外，在病理学表现方面，在幽门螺杆菌现症感染胃癌组的覆盖率为 35.4%，在幽门螺杆菌除菌后胃癌组的覆盖率为 51.9%，在幽门螺杆菌除菌后胃癌组的覆盖率显著增高（P=0.011）。还有，在幽门螺杆菌现症感染胃癌组的混杂率为 10.1%，而在幽门螺杆菌除菌后胃癌组的混杂率为 36.4%，在幽门螺杆菌除菌后胃癌组的混杂率显著增高（P<0.001）。与之前的报道一样，在本研究中证实，幽门螺杆菌除菌后胃癌与幽门螺杆菌现症感染胃癌相比边界不清的病变多，肿瘤边缘表层被非肿瘤黏膜覆盖的比率和在肿瘤表层中混杂有非肿瘤腺管的比率高。

2.幽门螺杆菌现症感染胃癌——关于边界不清的病变的特征

在幽门螺杆菌现症感染胃癌，在 NBI 放大观察中，在病变的 1/2 周以上边界不清的比率如上所述为 3.8%（3/79）。将幽门螺杆菌现症感染胃癌的 79 例分为边界清晰组（76 例）和边界不清组（3 例）分析的结果如**表 2** 所示。在病理学表现的研究中，覆盖率和混杂率在边

表1 幽门螺杆菌现症感染胃癌和幽门螺杆菌除菌后胃癌的比较

	幽门螺杆菌现症感染（$n=79$）	幽门螺杆菌除菌后（$n=62$）	P值
1.临床背景因素			
年龄中值（范围）	73（52～90）岁	67（57～87）岁	0.179
性别（男：女）	65：14	53：9	0.501
2.内镜表现			
颜色（同色：发红：褪色）	1：53：25	1：45：16	0.54
病变部位（U+M：L）	49：30	36：26	0.729
肉眼分型（0-Ⅱa：0-Ⅱb：0-Ⅱc）	8：6：65	10：8：44	0.307
边界诊断（全周清晰：小于1/2周不清晰：1/2周以上不清晰）	62：14：3	21：14：27	<0.001
IEMI	29.1%	38.7%	0.281
LBC	6.3%	16.1%	0.097
WGA	19.0%	6.5%	0.045
3.病理学表现			
切片数	79	297	
肿瘤径中值（范围）	9（1～62）mm	9（3～45）mm	0.287
组织分型（tub1：tub2）	72：7	57：5	1.000
浸润深度（M：SM）	69：10	57：5	0.423
覆盖率	35.4%	51.9%	0.011
覆盖的长度	0.81 mm	0.80 mm	0.966
混杂率	10.1%	36.4%	<0.001
腺管密度（腺管数/1 mm）	5.43	5.67	0.709

IEMI：intraepithelial microinvasion，上皮内微浸润；LBC：light blue crest，亮蓝嵴；WGA：white globe appearance，白球征。

界清晰组分别为34.2%和9.2%，在边界不清组分别为66.6%和33.3%，在边界不清组有较多的趋势。但是，由于边界不清组的病例数只有3例，笔者认为从两组之间的比较中很难得出一定的结论。

在边界不清组（3例）中，1例为因活检的影响被非肿瘤黏膜所覆盖而范围诊断困难的病例；另外2例是背景黏膜和肿瘤的黏膜形状之间缺乏差异，通过结构差异难以辨识边界的病例。将这其中的1例呈现在[**病例1**]中。

3.幽门螺杆菌除菌后胃癌——关于边界不清的病变的特征

将幽门螺杆菌除菌后胃癌的62个病例，在NBI中倍放大观察下分为可清晰辨识1/2周以上病变边界的边界清晰组（35例）和病变的边界1/2周以上不清晰的边界不清组（27例）

进行研究。其结果如**表3**所示。在临床背景因素的研究中，有边界不清组的除菌后经过时间略长的趋势，但未见显著性差异。在内镜表现的研究中，病变的颜色在组间没有差别，但是在肉眼形态上，在边界不清组0-Ⅱc型病变较多。另外，在病变和背景黏膜之间见有黏膜形状差异的情况为，在边界清晰组为45.7%，在边界不清组为3.7%，可知在边界不清组明显地病变和背景黏膜的黏膜形状之间无显著性差异（$P<0.001$）。在病理学表现的研究中，分析了边界清晰组174张切片，边界不清组123张切片。覆盖率方面，在边界清晰组为43.7%，在边界不清组为63.4%，在边界不清组的覆盖率显著性增高（$P<0.001$）。在覆盖的长度方面，在边界清晰组为0.74 mm，在边界不清组为0.89 mm，未见显著性差异。在混杂率方

表2 幽门螺杆菌现症感染胃癌的范围诊断困难病例的研究

	边界清晰组（n=76）	边界不清组（n=3）	P值
1.临床背景因素			
年龄中值（范围）	73（58～85）岁	69（67～72）岁	0.346
性别（男：女）	62：14	3：0	1.000
2.内镜表现			
颜色（同色：发红：褪色）	0：51：25	1：2：0	0.038
病变部位（U+M：L）	47：29	2：1	1.000
肉眼分型（0–IIa：0–IIb：0–IIc）	8：6：62	0：0：3	1.000
IEMI	28.9%	33.3%	1.000
LBC	5.3%	33.3%	0.180
WGA	18.4%	33.3%	0.473
黏膜形状的差异	48.7%	33.3%	1.000
3.病理学表现			
切片数	76	3	
肿瘤径中值（范围）	9.6（1～62）mm	10.3（3～21）mm	0.646
组织分型（tub1：tub2）	69：7	3：0	1.000
浸润深度（M：SM）	66：10	3：0	1.000
覆盖率	34.2%	66.6%	0.285
覆盖的长度	0.79 mm	0.95 mm	0.263
混杂率	9.2%	33.3%	0.277
腺管密度（腺管数/1mm）	5.56	4.87	0.484

IEMI：intraepithelial microinvasion，上皮内微浸润；LBC：light blue crest，亮蓝嵴；WGA：white globe appearance，白球征。

表3 幽门螺杆菌除菌后胃癌的范围诊断困难病例的研究

	边界清晰组（n=35）	边界不清组（n=27）	P值
1.临床背景因素			
年龄中值（范围）	73（58～85）岁	74（58～87）岁	0.732
性别（男：女）	29：6	24：3	0.253
除菌后经过期间平均值	37.3个月	52个月	0.171
2.内镜表现			
颜色（同色：发红：褪色）	0：22：13	1：23：3	0.057
病变部位（U+M：L）	18：17	18：9	0.301
肉眼分型（0–IIa：0–IIb：0–IIc）	10：5：20	0：3：24	0.003
绿色上皮（green epithelium）	48.6%	48.1%	1.000
IEMI	37.1%	40.7%	0.798
LBC	17.1%	14.8%	1.000
WGA	11.4%	0%	0.125
黏膜形状的差异	45.7%	3.7%	<0.001
3.病理学表现			
切片数	174	123	
肿瘤径中值（范围）	9（3～45）mm	10（3～29）mm	0.842
组织分型（tub1：tub2）	33：2	24：3	0.645
浸润深度（M：SM）	33：2	24：3	0.122
覆盖率	43.7%	63.4%	<0.001
覆盖的长度	0.74 mm	0.89 mm	0.347
混杂率	34.4%	33.6%	1.000
腺管密度（腺管数/1mm）	5.92	5.44	0.195
背景黏膜（固有腺：肠上皮化生）	73：93	86：33	<0.001

IEMI：intraepithelial microinvasion，上皮内微浸润；LBC：light blue crest，亮蓝嵴；WGA：white globe appearance，白球征。

面，在边界清晰组为34.4%，在边界不清组为33.6%，未见显著性差异。当就背景黏膜进行分析时，在边界清晰组固有腺为73张切片（44%），肠上皮化生为93张切片（56%）；在边界不清组固有腺为86张切片（72%），肠上皮化生为33张切片（28%），在边界不清组背景黏膜的肠上皮化生显著性减少（P<0.001）。

概括起来，边界不清的病变具有背景黏膜和病变黏膜的形状之间无差异、被非肿瘤上皮覆盖的比率高的性质；以及肉眼分型上0–Ⅱc型多、组织病理学上背景黏膜的肠上皮化生少的特征明显。

4.幽门螺杆菌除菌后胃癌——关于肿瘤边缘的表层被非肿瘤黏膜覆盖的病变的特征

在幽门螺杆菌除菌后胃癌，所谓的被非肿

表4 幽门螺杆菌除菌后胃癌的非肿瘤上皮覆盖的研究

	A组（n=35）	B组（n=27）	P值
1.临床背景因素			
年龄中值（范围）	74（57~87）岁	71（58~83）岁	0.464
性别（男：女）	27：8	26：1	0.098
除菌后经过期间平均值	47.1个月	38.7个月	0.433
2.内镜表现			
颜色（同色：发红：褪色）	0：25：10	1：20：6	0.759
病变部位（U+M：L）	19：16	17：10	0.606
肉眼分型（0-Ⅱa：0-Ⅱb：0-Ⅱc）	8：3：24	2：5：20	0.206
边界诊断（全周清晰：小于1/2周不清晰：1/2周以上不清晰）	17：15：3	4：12：11	0.006
绿色上皮（green epithelium）	45.7%	51.9%	0.798
IEMI	28.6%	51.9%	0.072
LBC	17.1%	14.8%	1.000
WGA	8.6%	3.7%	0.626
黏膜形状的差异	31.4%	22.2%	0.568
3.病理学表现			
切片数	150	147	
肿瘤径中值（范围）	8（3~37）mm	11（4~45）mm	0.066
组织分型（tub1：tub2）	33：2	24：3	0.645
浸润深度（M：SM）	32：3	25：2	0.933
覆盖的长度	0.57mm	1.11mm	0.001
混杂率	23.7%	44.1%	<0.001
腺管密度（腺管数/1mm）	6.02	5.22	0.295
背景黏膜（固有腺：肠上皮化生）	70：73	89：53	0.0235

A组表示非覆盖组，B组表示覆盖组。详细记载于正文中。
IEMI：intraepithelial microinvasion，上皮内微浸润；LBC：light blue crest，亮蓝嵴；WGA：white globe appearance，白球征。

瘤黏膜覆盖的病变是什么样的病变，为了研究其特征，分析了每个病变通过肿瘤的全部切片，将切片的半数以下见有非肿瘤上皮覆盖的作为A组，切片的半数以上见有非肿瘤上皮覆盖的作为B组。结果如**表4**所示。除菌后经过时间的平均值在A组为47.1个月，在B组为38.7个月，两组间未见显著性差异。关于肿瘤的肉眼形态和部位、病变和背景的黏膜形状的差异，在两组间也未见显著性差异。关于IEMI方面，在A组为28.6%，在B组为51.9%，有在B组容易见有的趋势，但没有显著性差异（P=0.072）。在病理学表现方面，肿瘤径中值在A组为8 mm，在B组为11 mm，尽管没有显著性差异（P=0.066），但在B组的肿瘤径有略大的趋势。另外，覆盖的长度在A组为0.57 mm，在B组为1.11 mm，在B组明显更长（P=0.001）。混杂率在A组为23.7%，在B组为44.1%，在B组显著增高（P< 0.001）。当就背景黏膜进行分析时，在A组固有腺为70张切片（49%），肠上皮化生为73张切片（51%）；在B组固有腺为89张切片（63%），肠上皮化生为53张切片（37%），在B组背景黏膜的肠上皮化生明显减少（P=0.0235）。

概括起来，肿瘤边缘的表层被非肿瘤黏膜覆盖的病变，在其内部混杂有很多非肿瘤腺管，与覆盖少的病变相比，其背景黏膜的肠上皮化

表5 表2和表3中4个组之间的比较研究

	现症感染 边界清晰组 （$n=76$）	现症感染 边界不清组 （$n=3$）	除菌后 边界清晰组 （$n=35$）	除菌后 边界不清组 （$n=27$）	P值
1.临床背景因素					
年龄中值（范围）	73（58~85）岁	69（67~72）岁	73（58~85）岁	74（58~87）岁	0.446
性别（男：女）	62：14	3：0	29：6	24：3	0.709
2.内镜表现					
颜色（同色：发红：褪色）	0：51：25	1：2：0	0：22：13	1：23：3	<0.001
病变部位（U+M：L）	47：29	2：1	18：17	18：9	0.377
肉眼分型（0-Ⅱa：0-Ⅱb：0-Ⅱc）	8：6：62	0：0：3	10：5：20	0：3：24	0.020
IEMI	28.9%	33.3%	37.1%	40.7%	0.670
LBC	5.3%	33.3%	17.1%	14.8%	0.112
WGA	18.4%	33.3%	11.4%	0	0.074
黏膜形状的差异	48.7%	33.3%	45.7%	3.7%	<0.001
3.病理学表现					
切片数	76	3	174	123	
肿瘤径中值（范围）	9.6（1~62）mm	10.3（3~21）mm	9（3~45）mm	10（3~29）mm	0.698
组织分型（tub1：tub2）	69：7	3：0	33：2	24：3	0.822
浸润深度（M：SM）	66：10	3：0	33：2	24：3	0.551
覆盖率	34.2%	66.6%	43.7%	63.4%	0.305
覆盖的长度	0.79 mm	0.95 mm	0.74 mm	0.89 mm	0.374
混杂率	9.2%	33.3%	34.4%	33.6%	<0.001
腺管密度（腺管数/1 mm）	5.56	4.87	5.92	5.44	0.433

IEMI：intraepithelial microinvasion，上皮内微浸润；LBC：light blue crest，亮蓝嵴；WGA：white globe appearance，白球征。

生少的特征比较明显。

5.幽门螺杆菌现症感染胃癌及幽门螺杆菌除菌后胃癌的边界清晰与边界不清——关于4组间的比较

在**表2**、**表3**的基础上进行4组间比较的结果如**表5**所示。大致是与上述相同的结果。病变的颜色、肉眼分型方面，在幽门螺杆菌现症感染边界不清组及幽门螺杆菌除菌后边界不清组，发红、0-Ⅱc病变多。在黏膜形状方面，在幽门螺杆菌除菌后边界不清组明显地与背景黏膜之间缺乏差异。另一方面，作为与上述不同的结果是，混杂率在幽门螺杆菌现症感染边界清晰组为9.2%，与其他各组比较差异显著。另外，关于覆盖率方面，在这4组之间的比较中反而未见显著性差异。今后，笔者想通过病例的积累继续加以研究。

病例

[**病例1**] 幽门螺杆菌现症感染胃癌。60多岁，男性。

在ESD术后随访检查中指出了病变。在常规观察中，在胃部大弯处见有与周围同色到略褪色的表浅的凹陷性病变（**图1a**）。在NBI弱放大观察中，背景黏膜大部分见有管状结构，在一部分见有LBC阳性的绒毛样结构（**图1b**）。在NBI中倍放大观察中，病变边缘部为管状结构，通过与背景黏膜之间的结构差异不容易辨识边界。但是，与背景黏膜相比，在病变内部的腺管密度有所增加，而且也根据白

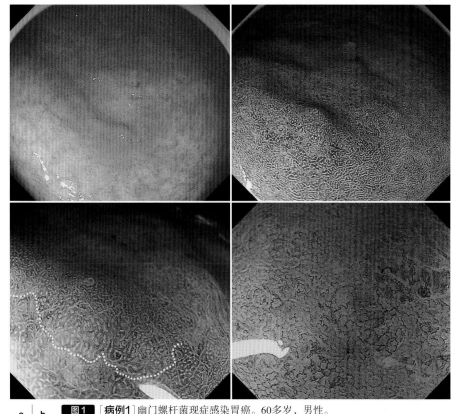

a	b
c	d

图1 [**病例1**]幽门螺杆菌现症感染胃癌。60多岁，男性。
a 常规内镜像。在胃角部大弯处观察到与周围同色到略褪色的表浅的凹陷性病变。
b NBI低倍放大像。背景黏膜大部分为管状结构，在一部分为LBC阳性的绒毛样结构。
c NBI中倍放大像。病变边缘部为管状结构，与背景黏膜相比病变内部的腺管密度增加，WZ的宽度也轻度不均一。黄色虚线为病变边界。
d NBI高倍放大像。在病变中心部位，观察到伴有口径不同、走行不规则的网状血管。

色区域（white zone, WZ）的宽度轻度不均一，将病变边界判断为如黄色虚线所示的那样（**图1c**）。在NBI高倍放大观察中，在病变中心部位发现伴有口径不一致、走行不规则的网状血管（**图1d**），诊断为高分化管状腺癌，通过ESD一次性切除了。

在结晶紫染色标本上标测的病变如**图1e**所示。在黏膜内见有高分化型管状腺癌，最终诊断为：0-Ⅱb，21 mm × 18 mm，tub1，pT1a（M），pUL0，Ly0，V0，pHM0，pVM0，为内镜治疗根治度A。内镜像和组织病理像的对比如**图1f**所示。用黄色箭头、绿线、白线、红线表示的部位分别一致，以其为基础在NBI图像上画出推定的切割线（白色虚线），用蓝线标测出了

癌的范围。通过细微的腺管密度差异和由WZ的宽度不同形成的结构差异进行的术前的边界诊断是正确的诊断。在HE染色标本上发现了伴有轻度结构异型的高分化型管状腺癌（**图1f**的红框部，**图1g**）。

[**病例2**] 幽门螺杆菌除菌后胃癌。60多岁，男性。

在幽门螺杆菌除菌后的第10年，通过ESD术后随访指出了病变。在常规观察中，在靠近胃体中部大弯后壁处见有浅黄色的凹陷性病变（**图2a**）。在NBI中倍放大观察中，背景黏膜混杂有管状结构和绒毛样结构，在一部分见有LBC，判断为肠上皮化生（**图2b**）。在病变内部结构变得模糊不清，观察到伴有口径不

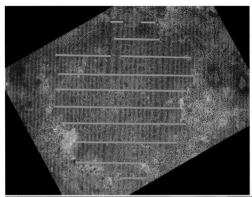

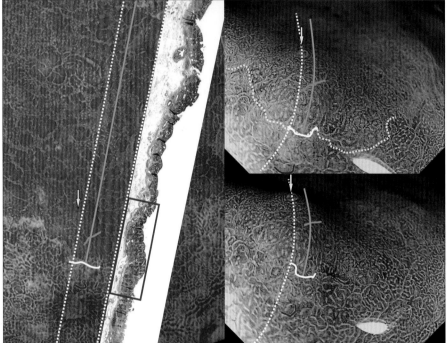

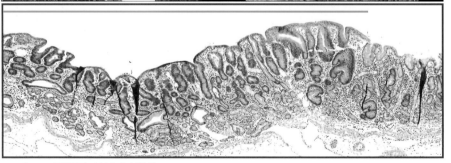

图1 （续）[**病例1**]

e　结晶紫染色标本。蓝线是tub1的范围。

f　结晶紫染色标本（左）和内镜像（右）的对比。黄色箭头、绿线、白线、红线表示的结构分别一致。白色虚线是切割线（通过NBI推定）；黄色虚线是术前判断的病变边界；蓝线是癌的范围。

g　f的红框部组织病理像。在蓝线范围内，观察到伴有轻度结构异型的高分化管状腺癌。

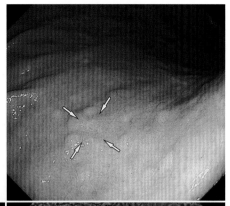

图2 ［**病例2**］幽门螺杆菌除菌后胃癌。60多岁，男性。
a 常规内镜像。在靠近胃体中部大弯后壁处见有浅黄色的凹陷性病变（黄色箭头所指处）。
b NBI中倍放大像。背景黏膜为管状结构和绒毛样结构混杂存在，在一部分观察到LBC，判断为肠上皮化生。在病变内部结构变得模糊，观察到伴有口径不同、走行不规则的非网状（non-network）血管。
c NBI中倍放大像。在病变的后壁侧，可以看到WZ的宽度均一、肿大的绒毛样结构，在内部伴有不规则的血管。箭头所指的内部是判断为肿瘤表层被非肿瘤黏膜所覆盖的区域（黄色箭头所指为与背景之间的病变边界，白色箭头所指为病变内的肿瘤露出与非露出的边界）。

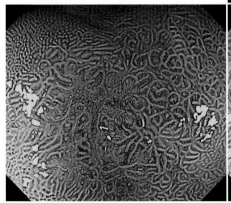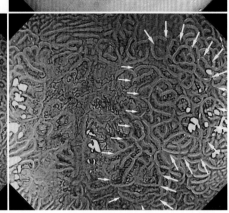

同、走行不规则的非网状（non-network）血管。另外，在病变的后壁侧，见有略微肿大的绒毛样结构，但WZ的宽度与背景黏膜一样是均一的。但是，根据在病变内部见有不规则的血管，判断该部位为非肿瘤黏膜覆盖肿瘤表层的区域（**图2c**）。

通过ESD一次性切除后的切割的结晶紫染色标本如**图2d**所示。在黏膜内见有高分化管状腺癌，一部分表层被非肿瘤黏膜所覆盖。最终诊断为：0-Ⅱc，5mm×2mm，tub1，pT1a（M），pUL0，Ly0，V0，pHM0，pVM0，为内镜治疗根治度A。在内镜像和组织病理像的对比（**图2e**）中，用白线、绿线、橙线表示的结构分别一致，以其为基础在NBI图像上标测出了推定的切割线（白色虚线）以及癌的区域。蓝色虚线的区域如**图2f**和**图2g**所示，最表层被非肿瘤黏膜所覆盖。

［**病例3**］ 幽门螺杆菌除菌后胃癌。70多岁，女性。

幽门螺杆菌除菌17个月后，在常规观察中，在前庭部小弯处见有发红的凹陷性病变，但在其周围有很小的黄色区域扩展（**图3a**）。在NBI中倍放大观察中，在病变的前壁侧，背景黏膜为整齐的绒毛样结构。另一方面，在病变内部见有小型而密集的、大小不同的绒毛样结构，WZ的宽度不均一，根据结构的差异，病变边界为黄色虚线部，清晰可见（**图3b**）。在病变的肛门侧，病变内部是与背景相似的绒毛样结构，苦于病变边界的诊断（**图3c,d**）。但是，仅以WZ的宽度略不均一的绒毛样结构区域为线索，判断病变边界如黄色虚线所示的那样。如**图3e**所示那样施行了术前标记，通过ESD一次性切除了。

切割的结晶紫染色标本和组织病理像如**图3f**所示。在组织病理像中，在黏膜内见有高分化型管状腺癌，但如**图3g**所示，在最表层见有非肿瘤的小凹上皮的混杂（**图3g**，橙

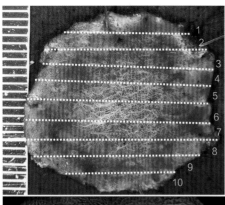

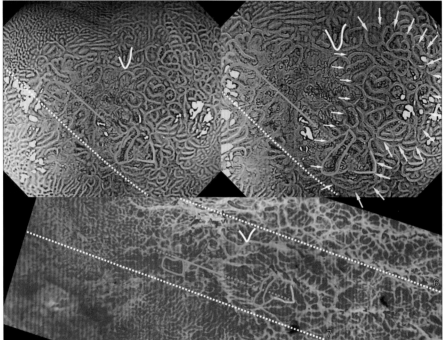

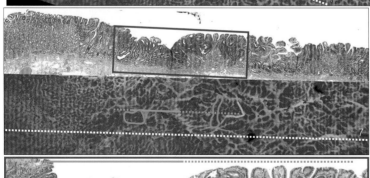

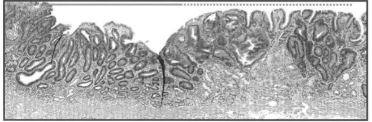

```
d │
  │
e
  │
f │
g │
```

图2（续）[病例2]

d 结晶紫染色后切割的标本。蓝线为肿瘤露出于表层的区域，蓝色虚线为非肿瘤黏膜所覆盖的区域。

e 内镜像（上）和结晶紫染色标本（下）之间的对比。用白线、绿线、橙线表示的结构分别一致。蓝线是癌的范围；蓝色虚线为非肿瘤黏膜覆盖表层的区域。

f，g 结晶紫染色标本和组织病理像。g 是f的红框部放大像。蓝线是癌的范围。在蓝色虚线的范围内，肿瘤表层被非肿瘤黏膜所覆盖。

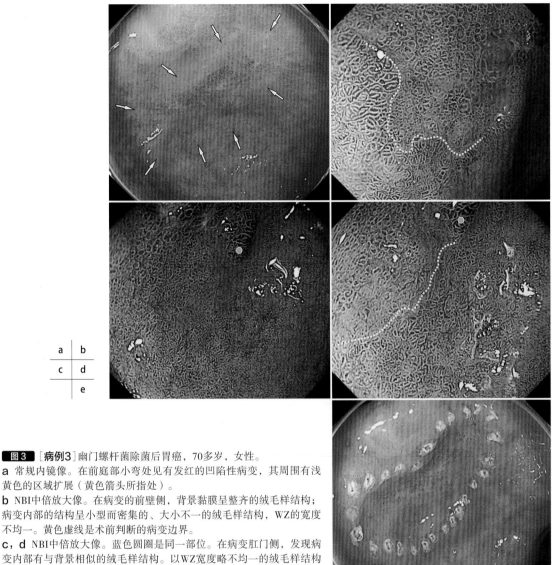

a | b
c | d
  | e

图3 [病例3]幽门螺杆菌除菌后胃癌，70多岁，女性。
a 常规内镜像。在前庭部小弯处见有发红的凹陷性病变，其周围有浅黄色的区域扩展（黄色箭头所指处）。
b NBI中倍放大像。在病变的前壁侧，背景黏膜呈整齐的绒毛样结构；病变内部的结构呈小型而密集的、大小不一的绒毛样结构，WZ的宽度不均一。黄色虚线是术前判断的病变边界。
c，d NBI中倍放大像。蓝色圆圈是同一部位。在病变肛门侧，发现病变内部有与背景相似的绒毛样结构。以WZ宽度略不均一的绒毛样结构区域为线索，判断病变边界如黄色虚线所示那样。
e 术前标记像。

色箭头所指的范围）。最终诊断为：0-Ⅱc，29mm×17mm，tub1，pT1a（M），pUL0，Ly0，V0，pHM0，pVM0，为内镜治疗根治度A。内镜像和组织病理像的对比如**图3h**所示。用蓝线、红线、绿线表示的结构分别一致，以其为基础在NBI图像上标测出推定的切割线及癌的区域。在术前诊断的区域虽然是正确的诊断，但作为范围诊断困难的原因，笔者认为是在背景黏膜和病变内部的腺管密度基本没变，并且在病变边缘如**图3i**所示那样见有非肿瘤黏膜的混杂。

讨论

从本研究中得知，幽门螺杆菌除菌后胃癌边界不清的病变多，这种内镜表现与向癌部位表层的非肿瘤黏膜的覆盖、混杂等组织病理学表现有密切的关系。

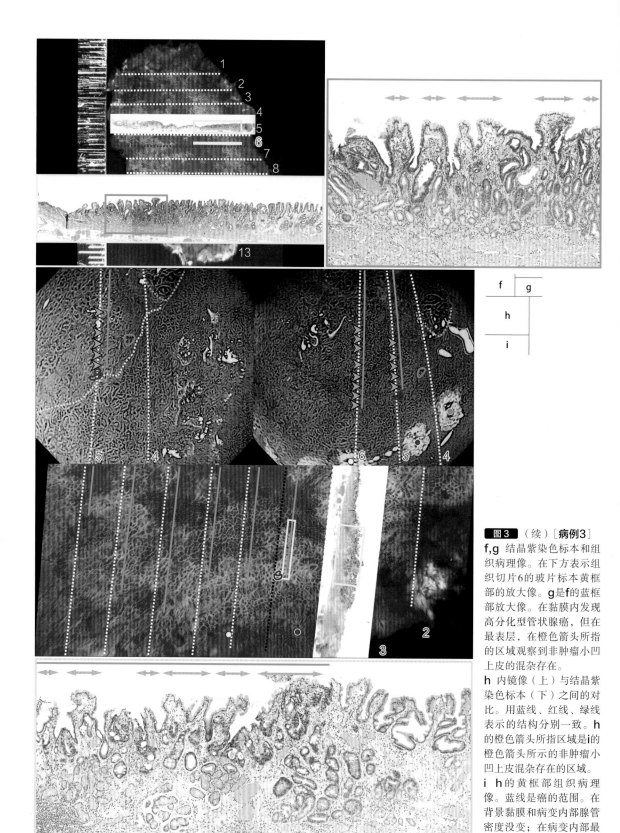

图3（续）[**病例3**]

f,g 结晶紫染色标本和组织病理像。在下方表示组织切片6的玻片标本黄框部的放大像。**g**是**f**的蓝框部放大像。在黏膜内发现高分化型管状腺癌，但在最表层，在橙色箭头所指的区域观察到非肿瘤小凹上皮的混杂存在。

h 内镜像（上）与结晶紫染色标本（下）之间的对比。用蓝线、红线、绿线表示的结构分别一致。**h**的橙色箭头所指区域是**i**的橙色箭头所示的非肿瘤小凹上皮混杂存在的区域。

i **h**的黄框部组织病理像。蓝线是癌的范围。在背景黏膜和病变内部腺管密度没变；在病变内部最表层一部分被非肿瘤组织置换。

此次，病变的边界诊断是通过 NBI 中倍放大像的结构差异来判断的。也就是说，是最大倍率下的血管形态的读片结果没有被加进去的数据。如内多等所述的那样，存在有如果不使用最大倍率的话，在以结构为基础的范围诊断中难以进行边界诊断的病变，这时，通过加上在最大倍率下观察到的微血管的形态，有可能提高诊断能力。此次为了挑选出一般性的范围诊断困难的病例，特意仅通过结构差异来判定边界诊断。在实际临床上，笔者等虽然主要通过结构差异进行边界诊断，但对于范围诊断困难的区域和疑似被非肿瘤黏膜覆盖的区域，则像下面所述那样加上血管的评估进行范围诊断。具体而言，如[**病例 2**]中所示的那样，首先，在肿瘤边缘见有 WZ 的宽度均一且略肿大的绒毛样结构时，有必要怀疑是非肿瘤黏膜的覆盖。而且，这时要详细观察在肿大的黏膜结构内是否有口径不同、形状不均一之类的不规则的血管。在见有不规则血管的情况下，需要考虑在其上皮正下方有肿瘤进展可能性的范围诊断。

接下来将范围诊断困难的病例及其对策分为幽门螺杆菌现症感染和幽门螺杆菌既往感染来叙述。作为幽门螺杆菌现症感染胃癌的范围诊断困难的病例，列举了低度异型癌和伴 0-Ⅱb 进展的癌。例如，现有报道中伴 0-Ⅱb 的边界诊断的正确诊断率为 61%、75% 等，并不令人满意。这样的病变由于会呈现与背景黏膜相似的 NBI 联合放大内镜表现，因此需要注意。另外，在病理学表现方面，据报道具有肿瘤径大（≥31mm）、平坦型（0-Ⅱb）或伴有 0-Ⅱb、低度异型、胃型表型、表层为非肿瘤、从黏膜中层到深层见有肿瘤腺管等特征。另一方面，在幽门螺杆菌现症感染的胃内，如果炎症性变化变为高度时，分化型腺癌的表现被遮蔽，病变边界相对变得不清晰。在对上述这样的病变的边界诊断中，需要一些经验。原则是，具有黏膜结构的大小不同和形状不均一、血管形态的口径不同等表现，分别判断为非肿瘤黏膜的规则和癌的不规则。即便如此，在为边界诊断

而苦恼的情况下，笔者认为如[**病例 1**]中所示的那样，着眼于 WZ 的宽度，通过在 NBI 低倍放大至中倍放大像中追踪 WZ 的宽度不均一的区域是对策之一。

关于在幽门螺杆菌除菌后胃癌中范围诊断困难的原因，有很多报道，在本院的研究中，边界诊断 1/2 周以上不清晰的病变比率也高达43.5%。关于边界不清的病变，名和田等报道，不仅是癌部的表现，也被背景黏膜的形态所左右，特别是在背景黏膜上斑驳存在胃底腺和肠上皮化生等的病变，与背景黏膜之间的差异小，范围诊断变得困难。在笔者等的研究中，作为边界不清的病变，列出了以下特征：0-Ⅱc 型、病变和背景的黏膜形状没有差别、非肿瘤黏膜覆盖率高、背景黏膜的肠上皮化生少等。并且还举出了在容易被覆盖的病变，背景黏膜的肠上皮化生也少这一特征。也就是说，在背景黏膜不是肠上皮化生的情况下，是多见有非肿瘤黏膜的覆盖、病变边界也不清晰这样的结果。

下面以本研究的结果为基础，阐述幽门螺杆菌除菌后胃癌的范围诊断的要领。第一，是在幽门螺杆菌除菌后胃癌中存在有一定数量的边界不清的病变，这样的病变与背景之间的黏膜形状没有差别，被非肿瘤黏膜覆盖的比率高，理解这一特征是很重要的。第二，在苦于病变边界诊断的病例，除了黏膜结构的大小不同和形状不均一的表现外，着眼于 WZ 宽度不规则性的观察是很重要的。关于这种表现的临床有用性，今后有必要增加病例数进行研究。第三，在肿瘤边缘见有 WZ 宽度均一的肿大的绒毛样结构时，有必要怀疑为非肿瘤黏膜的覆盖，需要观察在肿大的黏膜结构内有无不规则的血管。

结语

最后，在发现幽门螺杆菌除菌后胃癌的情况下，请务必要关注背景黏膜。而且笔者想强调的是，在背景黏膜未见肠上皮化生的情况下，由于非肿瘤黏膜覆盖肿瘤边缘的比例变高，因此在进行范围诊断时尤其需要慎重地观察。

参考文献

[1] Muto M, Yao K, Kaise M, et al. Magnifying endoscopy simple diagnostic algorithm for early gastric cancer (MESDA-G). Dig Endosc 28:379-393, 2016

[2] Saka A, Yagi K, Nimura S. Endoscopic and histological features of gastric cancers after successful *Helicobacter pylori* eradication therapy. Gastric Cancer 19:524-530, 2016

[3] Kitamura Y, Ito M, Matsuo T, et al. Characteristic epithelium with low-grade atypia appears on the surface of gastric cancer after successful *Helicobacter pylori* eradication therapy. Helicobacter 19:289-295, 2014

[4] Kobayashi M, Hashimoto S, Nishikura K, et al. Magnifying narrow-band imaging of surface maturation in early differentiated-type gastric cancers after *Helicobacter pylori* eradication. J Gastroenterol 48:1332-1342, 2013

[5] Yagi K, Nagayama I, Hoshi T, et al. Green epithelium revealed by narrow-band imaging (NBI):a feature for practical assessment of extent of gastric cancer after *H. pylori* eradication. Endosc Int Open 6:E1289-1295, 2018

[6] 八尾建史. 胃拡大内視鏡. 日本メディカルセンター, pp 1-229, 2009

[7] Uedo N, Ishihara R, Iishi H, et al. A new method of diagnosing gastric intestinal metaplasia:narrow-band imaging with magnifying endoscopy. Endoscopy 38:819-824, 2006

[8] Doyama H, Yoshida N, Tsuyama S, et al. The "white globe appearance" (WGA):a novel marker for a correct diagnosis of early gastric cancer by magnifying endoscopy with narrow-band imaging (M-NBI). Endosc Int Open 3:E120-124, 2015

[9] Masuda K, Urabe Y, Ito M, et al. Genomic landscape of epithelium with low-grade atypia on gastric cancer after *Helicobacter pylori* eradiation therapy. J Gastroenterol 54: 907-915, 2019

[10]内多訓久, 高橋拓, 大家力也, 他. 拡大内視鏡が早期胃癌の診断をどう変えたか—範囲診断. 胃と腸 53:1462-1470, 2018

[11]Uchita K, Yao K, Uedo N, et al. Highest power magnification with narrow-band imaging is useful for improving diagnostic performance for endoscopic delineation of early gastric cancers. BMC Gastroenterol 15:155, 2015

[12]小山恒男, 高橋亜紀子, 北村陽子, 他. 内視鏡による早期胃癌のIIb進展範囲診断—NBI拡大内視鏡の立場から. 胃と腸 45:109-122, 2010

[13]小林正明, 竹内学, 橋本哲, 他. 内視鏡による早期胃癌のIIb進展範囲診断—NBI (narrow band imaging) 拡大内視鏡の立場から. 胃と腸 45:123-131, 2010

[14]江頭由太郎, 芥川寛, 竹内利寿, 他. 粘膜内進展範囲診断の困難な胃癌の病理学的特徴. 胃と腸 50:251-266, 2015

[15]田邉寛, 岩下明徳, 原岡誠司, 他. 病理学的にみた早期胃癌に対するESD切除成績と範囲診断困難例の特徴——一括完全切除例と分割切除例の対比を含めて. 胃と腸 41:53-66, 2006

[16]長浜孝, 今村健太郎, 小島俊樹, 他. 超高分化腺癌成分を有する早期胃癌に対する浸潤境界診断—NBI併用拡大内視鏡の診断能と限界について. 胃と腸 50:262-278, 2015

[17]平澤大, 藤田直孝, 前田有紀, 他. 胃癌側方進展範囲診断—NBI拡大内視鏡による胃癌側方進展範囲診断. 胃と腸 46:915-922, 2011

[18]小林正明, 橋本哲, 水野研一, 他. 除菌後に発見された胃癌におけるNBI拡大内視鏡所見の特徴. 胃と腸 50:289-299, 2015

[19]八木一芳, 坂暁子, 野澤優次郎, 他. 除菌後発見胃癌の質的診断と範囲診断のコツ—特にNBI拡大内視鏡について. Gastroenterol Endosc 57:1210-1218, 2015

[20]名和田義高, 荒川典之, 遠藤希之, 他. 除菌後発見早期胃癌における拡大観察の有用性と限界. 胃と腸 54:221-231, 2019

Summary

The Endoscopic and Pathological Characteristics of Tubular Adenocarcinoma in Comparison between *Helicobacter pylori* Infected and Eradicated Patients

Toshiyuki Wakatsuki[1], Tomohiko Mannami,
Tsukasa Sakaki, Hanako Nagahara,
Kazuki Sudou, Yuuhi Sakabayashi,
Yasushi Fukumoto, Shin'ichi Furutachi,
Shin'ichi Shimizu

EGC (Early gastric cancer) occurring after successful *Helicobacter pylori* eradication is difficult to diagnose because of non-neoplastic epithelia covering the periphery of the cancerous surfaces. This might result in an unclear demarcation of the cancer when observed with magnifying endoscopy and narrow-band imaging. EGC that occurs in an area, where the background mucosa contains fundic or pyloric glands, tends to be peripherally covered with non-neoplastic epithelia. Therefore, more careful observation is required when observing EGC located in the areas of fundic or pyloric glands than in the areas of intestinal metaplasia. If an enlarged mucosal structure is found around the tumor margin, it must be suspected that the surface of the cancerous area is covered with non-neoplastic epithelium. Furthermore, it is important to determine whether irregular blood vessels are present in the enlarged mucosal structure.

[1]Department of Gastroenterology & Hepatology, National Hospital Organization Okayama Medical Center, Okayama, Japan

早期胃癌的范围诊断——范围诊断困难的病例及其临床的应对

未分化型癌：印戒细胞癌

幽门螺杆菌未感染病例与现症感染病例和除菌病例之间的比较

堀内 裕介 [1]

藤崎 顺子

山本 智理子 [2]

吉水 祥一 [1]

石山 晃世志

由雄 敏之

平泽 俊明

土田 知宏

摘要●幽门螺杆菌（*Helicobacter pylori*, *H. pylori*）未感染印戒细胞癌的内镜特征、组织病理学特征尚不明确。此次，为了阐明这些特征，也包括与幽门螺杆菌现症感染病例和幽门螺杆菌除菌病例之间的不同在内，进行了研究。对象为2010年1月—2014年12月间施行内镜黏膜下剥离术（ESD）的印戒细胞癌53例53个病变（幽门螺杆菌现症感染病例19例，幽门螺杆菌除菌病例14例，幽门螺杆菌未感染病例20例）。方法为对包括范围诊断在内的内镜特征和组织病理学特征进行比较。其结果，作为幽门螺杆菌未感染病例的内镜特征，与幽门螺杆菌现症感染病例、除菌病例相比，0–IIb型较多；在NBI联合放大观察中与现症感染病例相比，凹间部开大表现较多，范围诊断正确诊断率较高。另外，作为幽门螺杆菌未感染病例的组织病理学特征，与现症感染病例相比肿瘤径较小。笔者认为，留意这些特征进行内镜检查对于幽门螺杆菌未感染印戒细胞癌的诊断非常重要。

关键词 印戒细胞癌 NBI 联合放大内镜 范围诊断 幽门螺杆菌 胃癌

[1] がん研有明病院消化器内科 〒135–8550 東京都江東区有明 3 丁目 8–31
　　E–mail: yusuke.horiuchi@jfcr.or.jp
[2] 同　病理部

前言

胃癌的大部分伴于幽门螺杆菌（*Helicobacter pylori*，*H. pylori*）的感染而发病。但是据报道，尽管发生率低，在全部胃癌中也有 1% 左右的未感染幽门螺杆菌的胃癌，其大多数是未分化型癌，其中以印戒细胞癌最多。在本院的病例中也以印戒细胞癌最多，大多数病例是内镜黏膜下剥离术（endoscopic submucosal dissection, ESD）的未分化型适应证扩大病变。代表性的病例如**图1**所示。以前，

笔者等曾就包括幽门螺杆菌未感染未分化型癌的范围诊断在内的内镜特征和组织病理学特征的比较进行了报道，但没有关于限定于印戒细胞癌的比较的报道。因此，在本文中将阐明包括幽门螺杆菌未感染印戒细胞癌的范围诊断在内的内镜特征和组织病理学特征，并阐明其与幽门螺杆菌除菌病例及幽门螺杆菌现症感染病例之间的不同。

对象和方法

研究对象为 2010 年 1 月—2014 年 12 月期

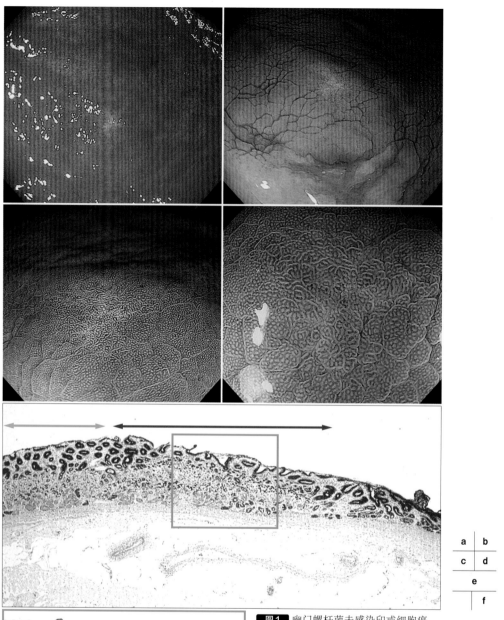

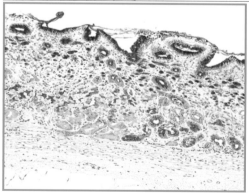

图1 幽门螺杆菌未感染印戒细胞癌。

a 常规内镜像。作为褪色黏膜可以辨识。

b 靛胭脂染色像。虽然作为褪色黏膜可以辨识，但与常规内镜像相比略微难以辨识。

c NBI非放大像。作为白色黏膜可辨识。

d NBI放大像。与周围黏膜相比，癌部位的腺管与腺管之间（凹间部）开大。

e,f 施行ESD后的组织病理像。

e 低倍放大像。与非癌部位（蓝线部）相比，癌部位（红线部）的凹间部开大。

f e的绿框部高倍放大像。印戒细胞癌局限性存在于黏膜中层（增殖带）。

（获得许可后转载自"野中康一，他．上部・下部消化管内视镜诊断マル秘ノート2．医学书院，2018"）

间，在本院治疗前被诊断为未分化型癌而施行ESD，ESD治疗后病理结果为未分化型癌的病例。

入组标准为：2名日本消化内镜学会的内镜专门医生负责的连续病例；ESD治疗后病理结果可重新评估的病例；ESD治疗后病理结果为纯粹的印戒细胞癌的病例。

排除标准为：未进行在NBI联合放大内镜（magnifying endoscopy with narrow band imaging，ME-NBI）下的高倍率放大观察的病例；不能通过黏液、血液、光晕（halation）等进行图像评价的病例；ESD治疗后病理结果为低分化腺癌、分化型癌混杂存在的病例。

幽门螺杆菌除菌病例（以下称"除菌病例"）的定义是，初诊时在其他医院除菌或者在本院除菌，并且通过幽门螺杆菌抗体（E平板，荣研化学公司制造）阴性或 ^{13}C 尿素呼气试验（Ubit®，大冢制药）阴性确认的病例；另外，关于初诊时在本院通过幽门螺杆菌抗体阳性或尿素呼气试验阳性确认的病例，在除菌开始后随访4周以上，将3个月后通过尿素呼气试验可以确认为阴性的病例作为除菌病例。关于幽门螺杆菌未感染病例（以下称"未感染病例"）的定义，为了防止各检查的假阴性，需要进行多项检查，而且全部满足以下6项：①无除菌史；②尿素呼气试验阴性；③幽门螺杆菌抗体阴性；④胃蛋白酶法阴性；⑤内镜下在胃体下部见有集合小静脉规则排列（regular arrangement of collecting venules，RAC）；⑥组织病理学上为幽门螺杆菌未感染，且在最新版悉尼分类系统（updated Sydney system）中为无炎性细胞浸润或为轻度浸润。幽门螺杆菌现症感染病例（以下称"现症感染病例"）的定义为既不符合除菌病例的定义也不符合未感染病例的定义的病例。

另外，此次的研究由具有10年以上放大内镜经验的日本消化内镜学会的3名内镜专门医生进行观察。使用奥林巴斯公司生产的放大内镜（GIF-H260Z），通过所报道的在未分化型癌的范围诊断上有用的ME-NBI的凹间部开大

表现、波浪状微血管（wavy-microvessels）、螺旋形微血管（corkscrew pattern）进行诊断（**图2**）。

关于方法，分为内镜特征、组织病理学特征，如下所示。

作为内镜特征，就病变的颜色、部位、肉眼分型、病变周围的萎缩、范围诊断正误诊进行了研究。范围诊断的方法是使用ME-NBI在诊断为病变的口侧、肛侧的分界线（demarcation line，DL）上通过内镜下氩离子电凝固术（argon plasma coagulation，APC）进行标记（**图3a～f**），进行与ESD治疗后病理结果之间的对比，将口侧、肛侧均一致的病例作为正诊（**图3g～i**），计算出正诊的比率；将只在口侧或肛侧一致的病例，以及两侧均不一致的病例作为误诊病例。另外，切除标本以2mm的间隔制作切片，正诊的误差在1mm以内。此外，还对标记部分的ME-NBI表现进行了研究。

作为组织病理学特征，还就ESD治疗后病理结果（肿瘤径、浸润深度、脉管侵袭、水平断端、垂直断端、溃疡表现）、凹间距、背景黏膜的状态进行了研究。关于凹间距方面，用倍率为100倍的光学显微镜分别测定癌部及非癌部的凹间距5～10处，求出其平均值，求出非癌部/癌部之比（平均凹间距之比）。凹间距是从凹中央到相邻的凹中央的距离。关于背景黏膜的状态，采用最新版悉尼分类系统（updated Sydney system）进行组织病理学上的严重程度分级（grade），将①单核细胞浸润、②中性粒细胞浸润、③萎缩、④肠上皮化生这4个观察项目分为正常和轻度（mild）组以及中度（moderate）和重度（marked）组2个组，分别计算出占正诊病例的比例。

之后，对未感染病例与现症感染病例、未感染病例和除菌病例分别就包括范围诊断在内的内镜特征及组织病理学特征进行了比较研究。

本研究按照1964年的赫尔辛基宣言和以后的版本进行。另外，在登录前，从所有患者删除可特定个人的个人信息后，并取得了将病变

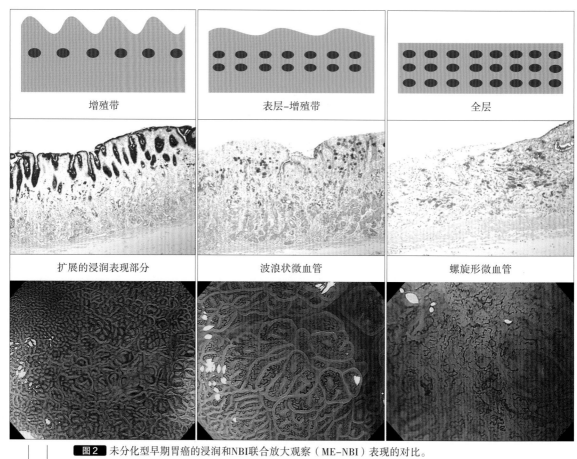

图 2 未分化型早期胃癌的浸润和NBI联合放大观察（ME-NBI）表现的对比。
a 癌局限于增殖带内的病例，在ME-NBI中观察到凹间部的开大。
b 癌从增殖带进展到表层的病例，在ME-NBI中观察到波浪状微血管（wavy-micro vessels）。
c 癌遍及黏膜全层的病例，在ME-NBI中观察到螺旋形微血管（corkscrew pattern）。
（获得许可后转载自 "Horiuchi Y, et al. Accuracy of diagnostic demarcation of undifferentiated-type early gastric cancers for magnifying endoscopy with narrow-band imaging: endoscopic submucosal dissection cases. Gastric Cancer 19: 515-523, 2016"）

的组织病理和图像用于研究目的的知情同意。此外，本研究获得了癌研有明医院伦理委员会的批准（IRB no.2015-1009）。

结果

全部结果如**表 1**所示。研究对象的印戒细胞癌为 53 例，其中现症感染病例 19 例，除菌病例 14 例，未感染病例 20 例。

内镜特征为，肉眼分型的 0-Ⅱb 型在 Hp 阴性病例中显著性增多，而病变周围的萎缩在未感染病例中明显减少。范围诊断的正确诊断率方面，未感染病例与现症感染病例相比明显增高，但与除菌病例之间无显著性差异。关于

标记部分的 ME-NBI 表现，在未感染病例中凹间部开大表现显著性增多。

组织病理学特征为，在未感染病例中肿瘤径明显减小。未感染病例与现症感染病例相比平均凹间距之比显著增大，但与除菌病例之间无显著性差异。关于背景黏膜的形态方面，未感染病例与现症感染病例相比，萎缩、肠上皮化生、嗜中性粒细胞浸润、单核细胞浸润均为轻度；但与除菌病例相比，只有萎缩、单核细胞浸润为轻度。

讨论

本研究的目的是为了阐明包括幽门螺杆菌

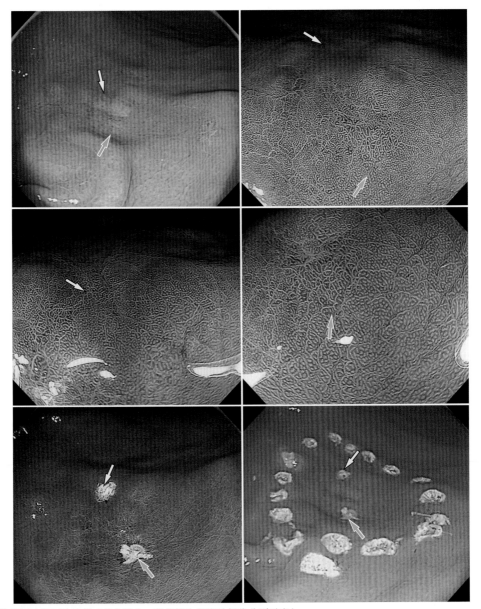

a	b
c	d
e	f

图3 范围诊断正诊病例（蓝色箭头、黄色箭头所指的部位分别对应）。

a 通过常规内镜观察的病变整体像。蓝色箭头表示病变的口腔侧，黄色箭头表示病变的肛门侧。

b 通过NBI非放大观察的病变整体像。

c 通过高倍率NBI放大观察的病变肛门侧的边界。

d 通过高倍率NBI放大观察的病变口腔侧的边界。

e 病变边界通过APC的标记。

f 在施行ESD前，病变全周通过APC标记后。

未感染印戒细胞癌的范围诊断在内的内镜特征和组织病理学特征。以前虽然对幽门螺杆菌未感染未分化型癌进行了同样的研究，但限定于印戒细胞癌的研究这是首次。

在幽门螺杆菌未感染病例，肉眼分型上明显是平坦型（0-Ⅱb型）多。这被认为是由于在幽门螺杆菌未感染病例的肿瘤细胞增殖能力较低，多数情况下肿瘤只存在于增殖带中，癌

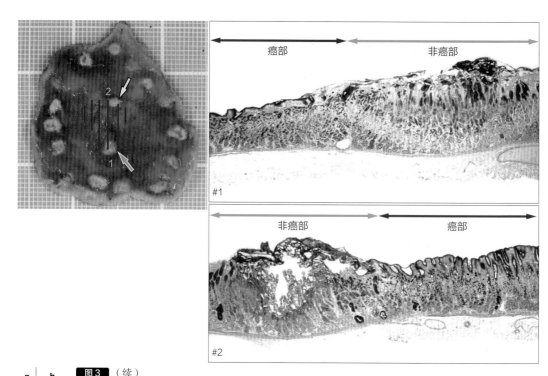

g	h
	i

图3 （续）

g～i 施行ESD后的病理标本。在大体标本（g）上，黄色箭头和蓝色箭头所指处表示APC标记的部位，红线部表示癌的范围。红线1的微观像为h，红线2的微观像为i，以标记部为界分为癌部和非癌部。

（获得许可后转载自 "Horiuchi Y, et al. Diagnostic accuracy of demarcation using magnifying endoscopy with narrow-band imaging for Helicobacter pylori-uninfected undifferentiated-type early gastric cancer. Gastric Cancer 21：988-997, 2018"）

不会露出于表面，故而不会形成凹陷。另外，在幽门螺杆菌未感染病例的标记部分的ME-NBI表现中，97.5%为凹间部开大，病变整体的ME-NBI表现在全部病例也以凹间部开大为主。据报道，在未分化型癌止于增殖带的情况下，在ME-NBI观察中可以辨识凹间部开大表现，本研究的结果也和已报道的一样。

关于在幽门螺杆菌未感染病例肿瘤径明显小这一结果，如前所述，认为是由于在幽门螺杆菌未感染病例肿瘤细胞增殖能力低的原因。另外，以前曾有报道指出，在未分化型癌，由于幽门螺杆菌感染引起的炎性细胞浸润而导致范围诊断变得困难，这与炎性细胞浸润导致肿瘤的检出困难有关。反过来说，认为如果没有幽门螺杆菌感染引起的炎性细胞浸润，肿瘤就容易被检查出来，在幽门螺杆菌未感染病例，

癌在小的时候就可以检查出来。因此，在本研究中，与以往报道一样，认为在幽门螺杆菌未感染病例的肿瘤径小。

在平均凹间距之比及范围诊断正确诊断率方面，幽门螺杆菌未感染病例与现症感染病例相比显著增高，但在与除菌病例的比较中未见显著性差异。以前笔者等曾报道，在未分化型癌的除菌病例和现症感染病例的比较中，通过除菌使得炎性细胞浸润（特别是中性粒细胞浸润）改善，炎性细胞浸润引起的非癌部的凹间部开大改善，与癌部之间的对比变得明显（平均凹间距之比增大），诊断范围的正确诊断率提高。在本研究中，在幽门螺杆菌未感染病例和现症感染病例的比较中，由于在背景黏膜未见由幽门螺杆菌感染引起的炎性细胞浸润，因此认为在幽门螺杆菌未感染病例范围诊断的正

表1 幽门螺杆菌未感染病例和现症感染病例、除菌病例的比较

n=53	幽门螺杆菌现症感染病例 n=19	幽门螺杆菌除菌病例 n=14	幽门螺杆菌未感染病例 n=20	P值	
				幽门螺杆菌现症感染病例vs幽门螺杆菌未感染病例	幽门螺杆菌除菌病例vs幽门螺杆菌未感染病例
患者背景					
年龄中值（范围）	53（30~78）岁	53.5（37~67）岁	50（37~71）岁	0.412 7	0.815 8
性别（男性）	12（63.2%）	9（64.3%）	11（55.0%）	0.747 5	0.728 2
内镜下特征					
颜色（褪色：发红）	17（89.5%）：2（10.5%）	13（92.9%）：1（7.1%）	20（100%）：0	0.230 8	0.411 8
部位					
U区	1（5.3%）	2（14.3%）	0	0.493 6	0.176 1
M区	7（36.8%）	5（35.7%）	6（30.0%）		
L区	11（57.9%）	7（50.0%）	14（70.0%）		
肉眼分型					
0-IIb：0-IIc	1（5.3%）：18（94.7%）	3（21.4%）：11（78.6%）	8（40.0%）：12（60.0%）	0.019 7	0.018 4
病变周围的萎缩	11（57.9%）	10（71.4%）	0	<0.000 1	0.021 6
范围诊断正确诊断率	13（68.4%）	13（92.9%）	20（100%）	0.008 3	0.411 8
标记部分的ME-NBI表现（口腔侧和肛门侧）					
凹间部开大	24/38（63.2%）	24/28（85.7%）	39/40（97.5%）	0.000 6	0.151 1
wavy-micro vessels	13/38（34.2%）	4/28（14.3%）	1/40（2.5%）		
corkscrew pattern	1/38（2.6%）	0	0		
组织病理学特征					
肿瘤径中值（范围）	10.0（2~22）mm	9.5（2~18）mm	5.5（1~20）mm	0.000 2	0.033 4
浸润深度					
M	18（94.7%）	12（85.7%）	20（100%）	0.487 2	0.162 2
SM	1（5.3%）	2（14.3%）	0		
SM<500μm	1（5.3%）	2（14.3%）	0		
SM≥500μm	0	0	0		
脉管侵袭阳性					
淋巴管侵袭阳性	0	0	0	>0.999 9	>0.999 9
脉管侵袭阳性	0	0	0	>0.999 9	>0.999 9
水平断端阳性	0	0	0	>0.999 9	>0.999 9
垂直断端阳性	0	0	0	>0.999 9	>0.999 9
溃疡表现阳性	0	2（14.3%）	0	>0.999 9	0.162 2
平均凹间距之比（癌部/非癌部）	1.55	1.77	1.89	0.032 4	0.559 2
背景黏膜的状态（从正常到轻度的比例）					
萎缩	4（21.1%）	9（64.3%）	20（100%）	<0.000 1	<0.000 1
肠上皮化生	15（78.9%）	13（92.9%）	20（100%）	0.047 1	0.411 8
中性粒细胞浸润	12（63.2%）	11（78.6%）	20（100%）	0.003 3	0.060 8
单核细胞浸润	4（21.1%）	5（35.7%）	17（85.0%）	<0.000 1	0.004 8

确诊断率高。另外，在幽门螺杆菌未感染病例和除菌病例的比较中，在标记部，无论是幽门螺杆菌未感染病例还是除菌病例的凹间部开大表现均明显增多。被认为是通过除菌，背景黏膜的中性粒细胞浸润的改善程度甚至媲美于幽门螺杆菌未感染病例，非癌部的凹间部开大改善了，所以两组的范围诊断正确诊断率之间未见显著性差异。

另外，幽门螺杆菌现症感染病例、除菌病例与未感染病例相比，在病变周围见有萎缩的病例明显增多。但是，在本研究中，尽管与未感染病例相比，在幽门螺杆菌现症感染病例和除菌病例观察到与病变相邻的萎缩明显增多，但在除菌病例和未感染病例的范围诊断正确诊断率之间无显著性差异。因此，本研究提示，在印戒细胞癌，周围黏膜的萎缩并不是使范围诊断困难的因素。

作为本研究的局限性（limitation）可以举出以下几点：为在单一临床研究机构进行的回顾性研究；因施行检查的内镜医生的不同结果可能不同；因标记位置不同而结果不同。但因为是癌症专科医院的内镜专门医生约 5 年的连续病例，病例数量比较多，并且是在确定标记位置在最口腔侧、最肛门侧之后进行的研究，因此认为本研究是在实际临床上提示印戒细胞癌的内镜特征、组织病理学特征的有意义的研究。

结语

在本研究中，作为幽门螺杆菌未感染印戒细胞癌病例的内镜特征，在肉眼分型上，与现症感染病例和除菌病例相比 0–Ⅱb 型多；与现症感染病例相比，在 ME–NBI 观察中凹间部开大表现多，范围诊断正确诊断率高。作为幽门螺杆菌未感染印戒细胞癌病例的组织病理学特征，与现症感染病例和除菌病例相比肿瘤径小；与现症感染病例相比，炎性细胞浸润为轻度，平均凹间距之比大。笔者认为，留意这些特征进行每天的内镜检查对于幽门螺杆菌未感染印戒细胞癌的诊断非常重要。

参考文献

[1] 伊藤公訓, 松尾泰治, 保田智之, 他. *Helicobacter pylori* 陰性胃癌の定義と判定. 胃と腸 49:835-839, 2014
[2] 日本胃癌学会（編）. 胃癌治療ガイドライン, 第5版. 金原出版, pp 20-24, 2018
[3] 野中康一, 市原真, 濱本英剛, 他. 上部・下部消化管内視鏡診断マル秘ノート2. 医学書院, 2018
[4] Horiuchi Y, Fujisaki J, Yamamoto N, et al. Diagnostic accuracy of demarcation using magnifying endoscopy with narrow-band imaging for *Helicobacter pylori*-uninfected undifferentiated-type early gastric cancer. Gastric Cancer 21:988-997, 2018
[5] Yagi K, Honda H, Yang JM, et al. Magnifying endoscopy in gastritis of the corpus. Endoscopy 37:660-666, 2005
[6] Dixon MF, Genta RM, Yardley JH, et al. Classification and grading of gastritis. The updated Sydney system. International Workshop on the Histopathology of Gastritis, Houston 1994. Am J Surg Pathol 20:1161-1181, 1996
[7] Okada K, Fujisaki J, Kasuga A, et al. Diagnosis of undifferentiated-type early gastric cancers by magnification endoscopy with narrow-band imaging. J Gastroenterol Hepatol 26:1262-1269, 2011
[8] 八木一芳, 佐藤聡史, 中村厚夫, 他. UL 陰性未分化型胃粘膜内癌・粘膜内側方進展の NBI 併用拡大内視鏡診断―その可能性と限界. 胃と腸 44:60-70, 2009
[9] Nakayoshi T, Tajiri H, Matsuda K, et al. Magnifying endoscopy combined with narrow band imaging system for early gastric cancer：correlation of vascular pattern with histopathology（including video）. Endoscopy 36:1080-1084, 2004
[10] Horiuchi Y, Fujisaki J, Yamamoto N, et al. Accuracy of diagnostic demarcation of undifferentiated-type early gastric cancers for magnifying endoscopy with narrow-band imaging：endoscopic submucosal dissection cases. Gastric Cancer 19:515-523, 2016
[11] Horiuchi Y, Fujisaki J, Yamamoto N, et al. Biological behavior of the intramucosal *Helicobacter pylori*-negative undifferentiated-type early gastric cancer：comparison with *Helicobacter pylori*-positive early gastric cancer. Gastric Cancer 19:160-165, 2016
[12] Horiuchi Y, Fujisaki J, Yamamoto N, et al. Accuracy of diagnostic demarcation of undifferentiated-type early gastric cancer for magnifying endoscopy with narrow band imaging：surgical cases. Surg Endosc 31:1906-1913, 2017
[13] Horiuchi Y, Fujisaki J, Yamamoto N, et al. Diagnostic accuracy of demarcation of undifferentiated-type early gastric cancer after Helicobacter Pylori eradication. J Gastroenterol 52:1023-1030, 2017

Summary

The Endoscopic and Pathological Characteristics of *Helicobacter pylori* Uninfected Signet Ring Cell Carcinoma
（Including Difference of *Helicobacter pylori* Present Infected and Eradicated Patients）

Yusuke Horiuchi[1], Junko Fujisaki, Noriko Yamamoto[2], Shoichi Yoshimizu[1], Akiyoshi Ishiyama, Toshiyuki Yoshio, Toshiaki Hirasawa, Tomohiro Tsuchida

The endoscopic and pathological characteristics of HP（*Helicobacter pylori*）-uninfected signet ring cell carcinoma are not well-established. Therefore, in the present study, we elucidate the characteristics；including difference between HP infected and eradicated patients.

This study included a total of 53 lesions from 53 patients who underwent endoscopic submucosal dissection between January 2010 and December 2014. Of these, 19 lesions were in HP-infected patients, 14 were in HP-eradicated patients, and 20 were in HP-uninfected patients. We compared the endoscopic (including diagnostic demarcation) and pathological characteristics of lesions from these three groups.

Endoscopic examination of lesions in HP-uninfected patients revealed macroscopic type 0-IIb lesions. In addition, findings of magnifying endoscopy with narrow-band imaging revealed an extended intervening part, and the accuracy of diagnostic demarcation was significantly high. Moreover, pathological examination revealed a small tumor diameter. Considering these characteristics, it is important to perform routine endoscopic examination for the diagnosis of HP-uninfected patients.

[1]Department of Gastroenterology, Cancer Institute Hospital, Tokyo

[2]Department of Pathology, Cancer Institute Hospital, Tokyo

早期胃癌的范围诊断——范围诊断困难的病例及其临床的应对

未分化型癌和组织混合型癌

高田 和典 [1]

薮内 洋平

吉田 将雄

川田 登

角嶋 直美

泷泽 耕平

岸田 圭弘

伊藤 纱代

今井 健一郎

堀田 欣一

石渡 裕俊

松林 宏行

小野 裕之

摘要● 以2002年9月—2017年12月在术前被诊断为未分化型癌并施行了ESD的282例为对象。将病变局限于施行ESD时标记内的病例定义为范围诊断正诊病例，并就范围诊断误诊的影响因素进行了比较研究。超出ESD标记外的病例有29个病变（10.3%），作为ESD标记外进展的影响因素，筛选出了M区的病变、未使用M-NBI、最终阴性活检阳性等3个因素。根据本研究的结果，笔者认为，对于未分化型癌的范围诊断困难的病例，在ESD前用M-NBI施行周围阴性活检，确认阴性活检阴性是很重要的。

关键词 早期胃癌　未分化型癌　阴性活检　范围诊断　窄带成像（NBI）

[1] 静冈县立静冈がんセンター内视镜科　〒411-8777 静冈县骏东郡长泉町下长窪1007
E-mail：ka.takada@scchr.jp

前言

随着内镜黏膜下剥离术（endoscopic submucosal dissection, ESD）的普及，对早期胃癌的内镜治疗已很普遍。关于未分化型癌，在目前的胃癌治疗指南中，2 cm以下的大体形态的黏膜内癌且UL0型的病变被作为扩大适应证病变。并且，由日本临床肿瘤研究小组（Japan Clinical Oncology Group, JCOG）消化内镜组进行的多中心协作前瞻性试验"关于对未分化型早期胃癌的内镜黏膜下剥离术的扩大适应证的非随机化验证性试验（JCOG 1009/1010）"的结果在美国消化疾病周（DDW2019）上被发表，这些对象今后即将作为绝对适应证。由此预计未分化型癌的ESD将增加，但由于有黏膜内癌且"长径2 cm以下"的限制，因此在术前必须做出正确的范围诊断。

在进行范围诊断时，除常规观察外，窄带成像（narrow band imaging, NBI）联合放大内镜（magnifying NBI, M-NBI）观察的有用性被报道，以Yao等提出的VS分类系统（VS classification system）为基础制定的日本的统一诊断体系——早期胃癌的放大内镜诊断简化流程（magnifying endoscopy simple diagnostic algorithm for early gastric cancer, MESDA-G）被采用。据报道，MESDA-G中的分界线（demarcation line, DL）对癌的边界诊断有用，但该简化流程主要以分化型癌为依据（evidence）而制定，未分化型癌可能成为放大内镜检查的局限性病变。在黏膜表面的上皮结构正常而沿腺颈部侧向进展的病例，即使进行放大观察，也有可能出现水平断端阳性，所以提出了通过病变周围阴性活检进行范围诊断这一策略。JCOG1009/1010试验中也规定，对于1cm以下的病变施行周围2点以上的阴性活检，而对于2cm以下的病变施行周围4点的阴性活检。如上所述，即使采用M-NBI，未分化型癌的范围诊断也有困难，目前只能依靠病变周围阴性活检，但同时缺乏关于病变周围阴性活检有用性的证据。

本文分析了未分化型癌范围诊断困难病例的特征，以及对范围诊断困难病例的病变周围阴性活检的有用性，并以此为基础就范围诊断困难病例的临床应对进行了讨论。

对象

2002年9月—2017年12月，在本院内镜科施行了ESD的6337处胃癌病变中，以在术前活检中被诊断为未分化型癌，除7个残余复发病变以外的282个病变为研究对象。在术前被诊断为未分化型癌的病变中，最终诊断为以分化型为主的组织混合型癌；而在术前被诊断为分化型癌的病变中，即使包含最终诊断为未分化型为主的组织混合型癌，但由于在决定是否为ESD适应证的阶段时，主要以术前活检为判断依据，因此在本研究中以在术前活检中被诊断为未分化型癌的病变为研究对象。

方法

本院在内镜治疗前的范围诊断中使用常规内镜、靛胭脂染色色素内镜。从2008年10月开始导入M-NBI，现在几乎所有的病例都在使用M-NBI观察。在M-NBI观察中，基于MESDA-G，首先判断背景黏膜和病变之间的有无DL。在可以确定DL的情况下，判断在其内部是否存在不规则的微血管结构像或不规则的表面微结构。如上所述，据报道，未分化型癌因病例不同有可能为放大内镜检查的边界诊断的局限性病变，对于在本院通过术前活检被诊断为未分化型癌的病变，即使在普通观察、M-NBI观察中边界清晰，也常规施行阴性活检。虽然没有规定阴性活检的个数，但是按照JCOG1009/1010试验的操作规程，大多施行病变周围4个点的阴性活检。阴性活检的病理结果为Group 5的情况下判定为阴性活检阳性，但为Group 2的情况下也判定为阳性。对阴性活检阳性病例，最好在治疗前再次施行内镜检查，确定阴性活检阳性部位的瘢痕，并通过普通观察和M-NBI观察到瘢痕边缘，追加阴性活检，但是否进行再次检查由术者判断。对于阴性活检阳性病例，在ESD前未进行再次检查的情况下，ESD时首先确认阴性活检阳性部位的瘢痕，通过常规观察和M-NBI观察到瘢痕边缘后再进行标记。

本研究中，将ESD切除标本上病变局限于施行ESD时标记内的病例定义为范围诊断正诊病例。将挑选出的282个对象病变分为ESD的局限于标记内病例和标记外进展病例，对范围诊断误诊的影响因素进行了回顾性比较研究。对患者背景、病变背景、M-NBI观察的有无、阴性活检阴性的有无进行了单变量分析。通过单变量分析筛选出 P 值小于0.10的因素，其中使用在ESD前可判定的因素进行多变量分析。

统计学分析以 P 值小于0.05为有显著性意义，对名义变量采用Fisher精确检验，对连续变量采用Mann-Whitney U检验，在多变量分析中采用逻辑回归分析。

另外将病理学上判定为水平断端不明的病例作为水平断端阳性进行了分析。此外在施行阴性活检的病例中，将在ESD术前内镜检查时所有阴性活检均为阴性的病例定义为阴性活检阴性病例，阴性活检中只要有1个阳性的病例即定义为阴性活检阳性病例。在初次检查时为阴性活检阳性病例，进行再次检查时的阴性活检全部为阴性的病例作为阴性活检阴性病例。

放大观察中使用了Olympus公司生产的GIF-H260Z、GIF-H290Z和GIF-FQ260Z中的一种，在前端安装了黑帽（Olympus公司生产的MAJ-1989和MAJ-1990）。切除标本按照胃癌处置规程制作成 $2 \sim 3mm$ 间隔的切片，进

表1 患者病变背景

	标记内局限（n=253）	标记外进展（n=29）	P值
平均年龄（SD）	66.7（12.1）岁	76.8（8.6）岁	<0.01
性别，男	147（58.1%）	16（55.2%）	0.84
病变部位			
U	41（16.2%）	5（17.2%）	
M	138（54.5%）	22（75.9%）	0.02
L	74（29.2%）	2（6.9%）	
全周性（AW：GC：LC：PW）	51：72：72：58	7：3：13：6	0.11
肉眼分型			
凹陷型（0-Ⅱc，Ⅱb）	223（88.1%）	25（86.2%）	
混合型（0-Ⅱa+Ⅱc，Ⅰ+Ⅱc）	19（7.5%）	2（6.9%）	0.72
隆起型（0-Ⅰ，Ⅱa，Ⅰ+Ⅱa）	11（4.3%）	2（6.9%）	
肿瘤长径中位（IQR）	15.0（10.0，20.0）mm	20.0（10.0，30.0）mm	0.01
内镜下浸润深度，SM	24（9.5%）	6（20.7%）	0.10
内镜UL，有	25（9.9%）	3（10.3%）	1
M-NBI使用，有	187（73.9%）	14（48.3%）	<0.01
最终阴性活检，阳性	17（6.7%）	10（34.5%）	<0.01
阴性活检个数中位（IQR）	4.0（3.0，4.0）	4.0（4.0，5.0）	<0.01
主活检诊断			
por	94（37.2%）	17（58.6%）	
sig	159（62.8%）	12（41.4%）	0.03

行组织学检查，以切割后重构拍摄的图像为基础制作标测图，判定病变是否局限于标记范围内。

结果

1.ESD的局限于标记内病例和标记外进展病例的比较

被纳入对象的282个病变中，ESD的标记外进展病例为29个（10.3%）。在两组之间，性别、病变全周性、肉眼分型、内镜下浸润深度、溃疡的有无等方面均无显著性差异。ESD标记外进展组，年龄明显增高（66.7岁：76.8岁），M区的病变明显增多（54.5%：75.9%），肿瘤径明显增大（15.0 mm：20.0 mm），使用M-NBI的病例明显减少（73.9%：48.3%），最终阴性活检阳性的病例明显增多（6.7%：34.5%），阴性活检个数明显增多（4个：4个），主活检诊断为por的病变明显增多（37.2%：58.6%）（表1）。ESD后的结果（outcome）显示，在ESD标记外进展组，病理肿瘤长径显著增大（18.0 mm：36.0 mm），组织分型和浸润深度未见显著性差异。在标记外进展病例的29个病变中，S水平断端阳性的有15个病变（51.7%），占全部282个病变的5.3%（表2）。通过多变量分析筛选出的影响范围诊断误诊的因素有：M区的病变（比值比：6.77）、未使用M-NBI（比值比：2.66）、最终阴性活检阳性（比值比：5.87）（表3）。

2.将ESD局限于标记内病例作为正诊时的范围诊断正确诊断率的研究

将病变局限于ESD时标记内的病例定义为范围诊断正诊病例时的范围诊断正确诊断率整

表2 ESD后结果

	局限于标记内 （n＝253）	标记外进展 （n＝29）	P值
病理肿瘤长径中位（IQR）	18.0（12.0，25.0）mm	36.0（23.0，45.0）mm	<0.01
组织分型			
por	18（7.1%）	4（13.8%）	
por＞tub	41（16.2%）	5（17.2%）	0.52
sig	155（61.3%）	17（58.6%）	
tub，tub＞por	39（15.4%）	3（10.3%）	
浸润深度，SM以深	67（26.5%）	11（37.9%）	0.20
水平断端阳性	0	15（51.7%）	<0.01

体为89.7%。与此相对，使用M-NBI病例的正确诊断率为93.0%，与未使用M-NBI病例的81.5%相比有显著性提高；最终阴性活检阴性病例的正确诊断率为92.5%，与最终阴性活检阳性病例的63.0%相比有显著性提高。另外，在使用M-NBI且最终阴性活检阴性病例的正确诊断率为95.6%，与使用M-NBI或最终阴性活检阴性病例的81.1%，以及未使用M-NBI且最终阴性活检阳性病例的55.6%相比见有显著性提高（**表4**）。

病例

［**病例1**］最终阴性活检为阴性，ESD局限于标记内病例。60多岁，男性。

在胃窦部小弯后壁处见一9 mm大小的浅凹陷性病变（**图1a**）。靛胭脂染色后的色素内

表3 对ESD标记外进展的影响因素的多变量分析

	比值比	P值
年龄，≥75	2.37（0.94～5.95）	0.07
病变部位		
L	参照值	
M	6.77（1.38～33.30）	0.02
U	5.06（0.81～31.70）	0.08
肿瘤长径，≥20 mm	1.90（0.72～5.04）	0.20
M-NBI使用，无	2.66（1.07～6.61）	0.04
最终阴性活检，阳性	5.87（2.06～16.70）	<0.01
主活检诊断，por	2.35（0.96～5.72）	0.06

镜像（**图1b**）中，病变的边界清晰，由于有边缘具有棘状变化的不规整的凹陷性病变，因此诊断为癌。在M-NBI像（**图1c**）中，黄色箭头所指部分可见清晰的DL。病变内部的腺管形态模糊，可见伴蛇行扩张、呈波浪形态的异

表4 将ESD的标记内局限病例作为正诊时的范围诊断正确诊断率的研究

	正确诊断率	P值
全病变	89.7%（253/282）	
M-NBI，使用	93.0%（187/201）	<0.01
M-NBI，未使用	81.5%（66/81）	
最终阴性活检，阴性	92.5%（236/255）	<0.01
最终阴性活检，阳性	63.0%（17/27）	
M-NBI，使用且最终阴性活检，阴性	95.6%（175/183）	
M-NBI，使用或最终阴性活检，阴性	81.1%（73/90）	<0.01
M-NBI，未使用且最终阴性活检，阳性	55.6%（5/9）	

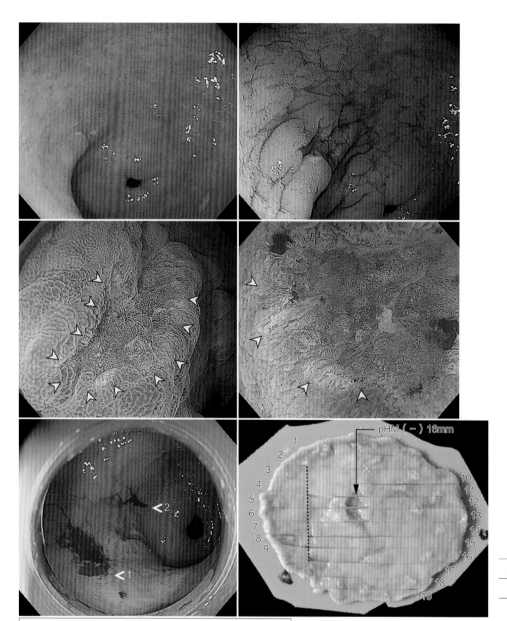

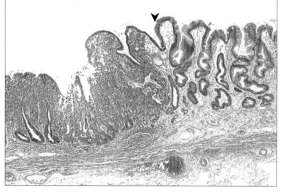

图1 ［病例1］

a 普通内镜像。在胃窦部小弯后壁处见有9mm大小的浅凹陷性病变。

b 靛胭脂染色后的色素内镜像。边缘具有棘状变化，边界清晰。

c M-NBI像（低倍放大）。黄色箭头所指处见有清晰的DL。

d M-NBI像（高倍放大）。DL（黄色箭头所指）的内部见有网状结构消失的异常血管。

e 阴性活检时的内镜像。施行2点阴性活检（<1，2），确认为Group 1。

f ESD切除标本的病理标测图像。在蓝线处发现por > tub2的黏膜内癌。（×：活检瘢痕）

g 组织病理像（切片12）。与凹陷边界几乎一致，形成了清晰的边界线（front）。（黑色箭头所指为病变边界）

常微血管（wavy microvessel）。M-NBI 像符合未分化型癌的表现（**图1d**）。施行了2点阴性活检，确认为 Group 1（**图1e**）。

ESD 切除标本的病理复原图中，蓝线部分为 por > tub2 的黏膜内癌，病变局限于标记内（**图1f**）。**图1g** 是病变口腔侧边缘部的组织病理像，与凹陷边界基本一致，形成了清晰的前缘（front），没有发现肿瘤的黏膜下进展。最终病理诊断为：早期胃癌，0-Ⅱc，13 mm×9 mm，por > tub2，pT1a（M），pUL0，Ly0，V0，pHM0，pVM0，内镜根治度 B。

[**病例2**] 初次阴性活检阳性→最终阴性活检阴性，ESD 标记范围内局限病例。80多岁，女性。

胃角部小弯处见呈褪色的粗糙黏膜区域（**图2a**）。靛胭脂染色后的色素内镜像中，前壁侧可见凹陷边界，但病变的边界不清晰（**图2b**）。M-NBI 像（**图2c**）中，凹陷范围内腺管结构模糊。将凹陷部视为病变，从凹陷外的4点取材进行阴性活检，前壁侧（< 2）和后壁侧（< 3）的阴性活检为 Group 5（sig）（**图2d**）。由于阴性活检阳性，所以 ESD 前进行了再次检查。确认阴性活检阳性的前壁侧和后壁侧的活检瘢痕（**图2e**，黄色箭头所指），M-NBI 观察发现在活检瘢痕外侧伴有轻度扩张、蛇行的异常血管，但边界不清。由于在普通观察和色素内镜观察中边界仍然不清，因此在活检瘢痕（**图2f**，黄色箭头所指）的更外侧取材施行了6点阴性活检。最终全部是 Group 1，所以通过 ESD 进行了切除。

在 ESD 切除标本的病理中，蓝线部分为 sig > por 的黏膜内癌，病变局限于标记内（**图2g**）。**图2h** 是切片11的病变口腔侧边缘部的组织病理像，表层被非肿瘤上皮黏膜中层见有癌灶扩展。最终病理诊断为：早期胃癌，0-Ⅱc，30 mm×15 mm，sig > por，pT1a（M），pUL0，Ly0，V0，pHM0，pVM0，为内镜根治度 C-2。

[**病例3**] 最终阴性活检阳性，ESD 标记外进展病例。70多岁，女性。

在胃体上部小弯后壁见有浅凹陷性病变（**图3a**）。靛胭脂染色后的色素内镜像中，凹陷边界变得更加清晰。由于边界比较清晰、且为边缘具有棘状变化的不规则形凹陷性病变，因此诊断为癌（**图3b**）。M-NBI 图像中，凹陷（**图3c**，黄色箭头所指）范围内腺管结构模糊。在凹陷内见网状结构消失的扩张、蛇行的异常血管，并稍微伸出到凹陷边界外侧的边缘部（**图3d**）。放大表现与癌并不矛盾。从后壁侧（< 1）和前壁侧（< 2）施行了2点阴性活检，但均为 Group 5（por）（**图3e**）。虽然是阴性活检阳性，但没有再次检查就施行了 ESD。ESD 时边界仍然不清，以阴性活检为依据，扩大范围进行了标记（**图3f**）。

ESD 切除标本的病理复原图中，蓝线部分为 sig > por 的黏膜内癌，病变虽然向标记外进展，但水平断端为阴性（**图3g**）。**图3h** 是切片10的 AE1/AE3 染色，在口侧标记外进展部的组织病理像中，标记痕迹（黑色箭头所指）的口侧可见癌灶的进展（红色箭头所指）。表层被非肿瘤上皮所覆盖，黏膜中层见有少量 por 成分。最终病理诊断为：早期胃癌，0-Ⅱc，23 mm×22 mm，sig > por，pT1a（M），pUL0，Ly0，V0，pHM0，pVMX，为内镜根治度 C-2。追加了外科切除，无肿瘤残存，未见淋巴结转移。

讨论

针对早期胃癌的 ESD 术自 2006 年 4 月被纳入医疗保险，技术上已处于成熟阶段。关于 ESD 的短期结果，至今已有很多报道，而全日本范围内 10 000 例以上胃 ESD 病例的大规模前瞻性队列试验中报道，一次性全部切除率为 99%，R0 切除率为 92%。据报道，分化型癌 ESD 的水平断端阳性率为 1.0% ~3.1%，而未分化型癌 ESD 的水平断端阳性率较高，为 5.2% ~ 27.3%。本研究中，ESD 术前被诊断为未分化型而施行

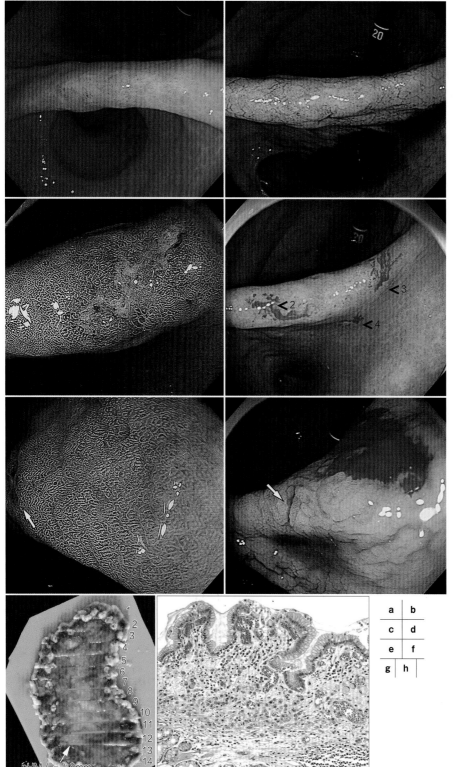

图2 ［病例2］

a 常规内镜像。在胃角部小弯处见有呈褪色的粗糙的黏膜区域。

b 靛胭脂染色后的色素内镜像。在前壁侧见有凹陷边界，但病变的边界不清。

c M-NBI像。与凹陷部一致，见有腺管结构的模糊化。

d 阴性活检时的内镜像。将凹陷部视为病变，从凹陷外的4个点取材施行了阴性活检，但< 2和< 3为Group 5（sig）。

e 再次检查时的M-NBI像。确认活检瘢痕（黄色箭头所指），在其外侧见伴有轻度扩张、蛇行的异常血管，但边界不清。

f 再次阴性活检时的内镜像。从活检瘢痕（黄色箭头所指）的更外侧施行阴性活检（从周围6个点取材行阴性活检），确认为Group 1。

g ESD切除标本的病理标测图像。在蓝线处见有sig > por黏膜内癌。病变局限于标记内。

h 组织病理像（切片11）。在病变的边缘部，表层被非肿瘤上皮所覆盖，在黏膜层中部发现癌灶的扩展。

a	b
c	d
e	f
g	h

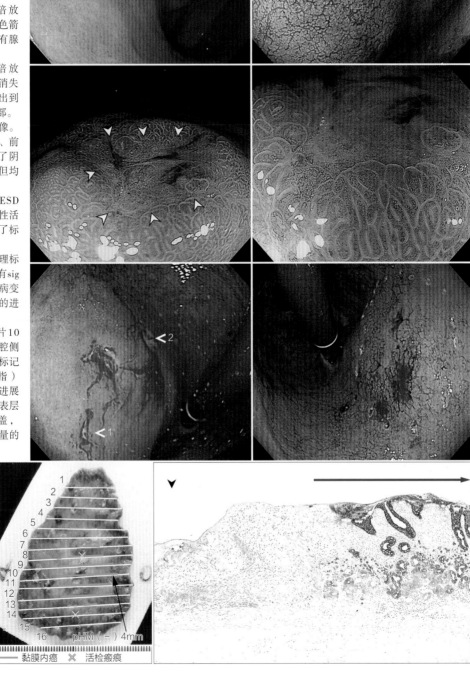

图3 [病例3]

a 常规内镜像。在胃体上部小弯后壁见有浅凹陷性病变。

b 靛胭脂染色后的色素内镜像。凹陷边界变得更加清晰。在边缘具有棘状变化，边界比较清晰。

c M-NBI像（低倍放大）。与凹陷部（黄色箭头所指处）一致，见有腺管结构的模糊化。

d M-NBI像（高倍放大）。见有网状结构消失的异常血管，稍微伸出到凹陷边界的外侧边缘部。

e 阴性活检时的内镜像。从凹陷的外侧后壁侧、前壁侧的2点取材施行了阴性活检（＜1，2），但均为Group 5（por）。

f ESD时的标记像。ESD时也边界不清，以阴性活检为依据扩大范围做了标记。

g ESD切除标本的病理标测图像。在蓝线处见有sig ＞ por的黏膜内癌。在病变口腔侧见有向标记外的进展。

h 组织病理像（切片10的AE1/AE3染色，口腔侧标记外进展部）。在标记痕迹（黑色箭头所指）的口腔侧见有癌灶的进展（红色箭头所指）。表层被非肿瘤上皮所覆盖，在黏膜层中部见有少量的por成分。

a	b
c	d
e	f
g	h

黏膜内癌　　✕ 活检瘢痕

pHM（－）4mm

ESD 的病变中，水平断端阳性率为 5.3%，与以往报道的结果相同；但是，将病变局限于 ESD 标记内的病例定义为范围诊断正诊病例为研究对象，其范围诊断正确诊断率为 89.7%，这一结果并不能说是令人满意的。

本研究中，作为未分化型癌向 ESD 标记外进展的因素，筛选出了 M 区病变、未使用 NBI 放大、最终阴性活检阳性 3 个因素（**表 3**），体现了 M–NBI 观察的有用性和病变周围阴性活检的有用性。已有报道指出，肿瘤长径与水平断端阳性和范围诊断误诊相关；本研究，通过单变量分析也指出肿瘤长径有显著性差异（**表 1**），但在多变量分析中未见显著性差异。由于本研究是回顾性（retrospective）挑选出施行 ESD 的病例，因此在涉及适应证的 20 mm 左右的未分化型癌中，有可能范围不清晰的没被包括在研究对象中，认为有选择偏倚（selection bias）的影响。

据报道，M–NBI 对胃癌的范围诊断有用，对未分化型癌的范围诊断也有用。本研究中，M–NBI 使用病例的范围诊断正确诊断率为 93.0%，明显好于 M–NBI 未使用病例的 81.5%，（**表 4**）。但是，即使进行 M–NBI 观察也存在范围诊断困难的病例。实际上，像[**病例 2、病例 3**]那样仅在黏膜中层有少量癌细胞灶进展的区域，由于不会对小凹上皮造成影响，因此无法观察到波浪状微血管（wavy-microvessels）、螺旋状微血管（cork screw pattern）和凹间部开大的表现，范围诊断变得困难。这样的病例是放大内镜诊断的局限性病例，因此有必要在 ESD 和手术前进行癌的阴性活检。[**病例 2**]，尽管进行了 M–NBI，也难以进行范围诊断，但通过阴性活检捕捉到仅在黏膜中层进展的癌细胞灶，最终得以水平断端阴性切除。本研究中，不包括没有进行阴性活检的病例，所以关于阴性活检本身的有用性不便提及，但根据最终阴性活检阴性病例的范围诊断正确诊断率为 92.5%，明显高于最终阴性活检阳性病例的 63.0% 这一结果（**表 4**），因

此最好对阴性活检阳性的病例进行再次检查，在确认所有的阴性活检为阴性之后施行 ESD。另外使用 M–NBI 且最终阴性活检阴性病例的正确诊断率为 95.6%，与 M–NBI 使用或最终阴性活检阴性病例的 81.1%、M–NBI 未使用且最终阴性活检阳性病例的 55.6% 相比明显提高（**表 4**），所以对于试图 ESD 的未分化型癌，最好在施行 ESD 前采用 M–NBI 进行范围诊断，并采取病变周围组织行阴性活检，确认阴性活检阴性。

用 M–NBI 施行了周围阴性活检但阴性活检呈阳性的病例视为范围诊断困难的病例。根据本研究的结果，笔者认为，对于未分化型癌的范围诊断困难的病例，ESD 前应再次采集病变周围组织行阴性活检，确认阴性活检阴性以后，在 ESD 时依据阴性活检瘢痕进行标记，避免水平断端阳性，这在目前是最好的方法。

结语

笔者预计，今后随着 2 cm 以下肉眼判断为黏膜内癌且 UL0 的未分化型癌成为 ESD 的绝对适应证，对未分化型癌施行 ESD 的机会将会增加。与分化型癌相比，未分化型癌中范围诊断困难的病例较多，即使同时使用 M–NBI 也存在范围诊断困难的病例，在内镜检查中留意这一点是很重要的。

参考文献

[1] 日本胃癌学会. 胃癌治療ガイドライン, 第5版. 金原出版, 2018

[2] 滝沢耕平, 岸田圭弘, 五十嵐公洋, 他. 早期胃癌の治療と予後：早期胃癌に対する内視鏡治療の現状. 胃と腸 53:698-709, 2018

[3] Takizawa K, Takashima A, Kimura A, et al. A phase II clinical trial of endoscopic submucosal dissection for early gastric cancer of undifferentiated type：Japan Clinical Oncology Group study JCOG1009/1010. Jpn J Clin Oncol 43:87-91, 2013

[4] Yao K, Anagnostopoulos G, Ragunath K. Magnifying endoscopy for diagnosing and delineating early gastric cancer. Endoscopy 41:462-467, 2009

[5] Muto M, Yao K, Kaise M, et al. Magnifying endoscopy simple diagnostic algorithm for early gastric cancer（MESDA-G）. Dig Endosc 28:379-393, 2016

[6] Yao K, Doyama H, Gotoda T, et al. Diagnostic performance and limitations of magnifying narrow-band imaging in screening

endoscopy of early gastric cancer: a prospective multicenter feasibility study. Gastric Cancer 17:669-679, 2014

[7] Suzuki H, Takizawa K, Hirasawa T, et al. Short-term outcomes of multicenter prospective cohort study of gastric endoscopic resection: 'Real-world evidence' in Japan. Dig Endosc 31:30-39, 2019

[8] Ono H, Hasuike N, Inui T, et al. Usefulness of a novel electrosurgical knife, the insulation-tipped diathermic knife-2, for endoscopic submucosal dissection of early gastric cancer. Gastric Cancer 11:47-52, 2008

[9] Kakushima N, Ono H, Tanaka M, et al. Factors related to lateral margin positivity for cancer in gastric specimens of endoscopic submucosal dissection. Dig Endosc 23:227-232, 2011

[10] Min B-H, Kim K-M, Park CK, et al. Outcomes of endoscopic submucosal dissection for differentiated-type early gastric cancer with histological heterogeneity. Gastric Cancer 18:618-626, 2015

[11] Yamamoto Y, Fujisaki J, Hirasawa T, et al. Therapeutic outcomes of endoscopic submucosal dissection of undifferentiated-type intramucosal gastric cancer without ulceration and preoperatively diagnosed as 20 millimetres or less in diameter. Dig Endosc 22:112-118, 2010

[12] Abe S, Oda I, Suzuki H, et al. Short- and long-term outcomes of endoscopic submucosal dissection for undifferentiated early gastric cancer. Endoscopy 45:703-707, 2013

[13] Oka S, Tanaka S, Higashiyama M, et al. Clinical validity of the expanded criteria for endoscopic resection of undifferentiated-type early gastric cancer based on long-term outcomes. Surg Endosc 28:639-647, 2014

[14] Park JC, Lee YK, Kim SY, et al. Long-term outcomes of endoscopic submucosal dissection in comparison to surgery in undifferentiated-type intramucosal gastric cancer using propensity score analysis. Surg Endosc 32:2046-2057, 2018

[15] Jeon HK, Lee SJ, Kim GH, et al. Endoscopic submucosal dissection for undifferentiated-type early gastric cancer: short- and long-term outcomes. Surg Endosc 32:1963-1970, 2018

[16] Horiuchi Y, Fujisaki J, Yamamoto N, et al. Accuracy of diagnostic demarcation of undifferentiated-type early gastric cancers for magnifying endoscopy with narrow-band imaging: endoscopic submucosal dissection cases. Gastric Cancer 19:515-523, 2016

[17] Okada K, Fujisaki J, Kasuga A, et al. Diagnosis of undifferentiated type early gastric cancers by magnification endoscopy with narrow-band imaging. J Gastroenterol Hepatol 26:1262-1269, 2011

[18] 藤崎順子, 堀内裕介, 山本智理子, 他. NBI併用拡大内視鏡でも範囲診断困難な胃癌の特徴—中分化型や未分化型癌を中心に. 胃と腸 50:279-288, 2015

Summary

Factor Associated with Incorrect Diagnosis of Margins in Undifferentiated Type Early Gastric Cancer: Clinical Approach for Difficult Cases

Kazunori Takada[1], Yohei Yabuuchi,
Masao Yoshida, Noboru Kawata,
Naomi Kakushima, Kohei Takizawa,
Yoshihiro Kishida, Sayo Ito,
Kenichiro Imai, Kinichi Hotta,
Hirotoshi Ishiwatari, Hiroyuki Matsubayashi,
Hiroyuki Ono

We aimed to investigate the factors associated with incorrect diagnosis of margins in UD-EGC (undifferentiated type early gastric cancer). We analyzed 282 lesions preoperatively diagnosed as UD-EGC that had undergone ESD (endoscopic submucosal dissection) between September 2002 and December 2017. We defined lesions with correct diagnosis of margin as the dissected lesion within the markings placed before ESD. We defined "negative biopsies" as biopsy samples taken from non-cancerous tissues around the lesion to determine resection margins before ESD. Logistic regression analysis was performed to identify preoperative factors related to incorrect diagnosis of margin. There were 29 lesions (10.3%) with an incorrect diagnosis of margin. Multivariate analysis revealed lesions located in the middle third of stomach, no use of NBI (narrow band imaging), and positive result for malignancy in negative biopsies to be significant factors associated with incorrect diagnosis of margin. We should use NBI and confirm negative result for malignancy in negative biopsies before conducting ESD for UD-EGC.

[1] Shizuoka Cancer Center, Division of Endoscopy, Shizuoka, Japan

早期胃癌的范围诊断——范围诊断困难的病例及其临床的应对

牵手型 / 横向进展型胃癌

中泽 启[1]

吉永 繁高

桥本 大辉[2]

张 萌琳[1]

江乡 茉衣

高丸 博之

阿部 清一郎

野中 哲

铃木 晴久

小田 一郎

关根 茂树[2]

齐藤 丰[1]

摘要● 在本文中，对2012年1月—2018年4月，在本院施行内镜下黏膜剥离术（ESD）或外科手术，切除标本被诊断为牵手型/横向进展型胃癌44个早期胃癌病变，回顾性分析了范围活检的阳性预测率和阴性预测率及手术后的复原图，研究了不同内镜观察方法的范围诊断能力。在白光观察像、靛胭脂染色像、NBI放大像中可以判断为范围清晰的病变分别为38.6%（17/44）、56.8%（25/44）、68.2%（15/22）。在术前范围活检方面，阳性和阴性的正确诊断率分别为95.5%（84/88）及85.9%（263/306）。在以切除标本的复原图为基础研究肿瘤的扩展时，24例为类圆形的病变，20例为不规则形病变，类圆形的病变较多，但约半数呈不规则的伸展。虽然也见有在术前可正确辨识范围的病例，但也发现了数例与起初辨识不同的病例，所以笔者认为，对于牵手型/横向进展型胃癌，通过活检进行范围诊断是很重要的。

关键词 牵手型 / 横向进展型胃癌 范围诊断 早期胃癌 内镜诊断

[1] 国立がん研究センター中央病院内視鏡科 〒104–0045 東京都中央区築地5丁目1–1 E–mail：shiyoshi@ncc.go.jp
[2] 同 病理診断科

前言

近年来，随着内镜技术飞速发展，胃癌的早期发现也迅速增多，但在临床上经常会遇到被认为范围诊断非常困难的病变。对于早期胃癌治疗方针的选择，不论是内镜治疗还是外科手术治疗，病变的范围诊断都是非常重要的，但如以往本院所报道的那样，由于牵手型 / 横向进展型胃癌即使是黏膜内癌，也沿增殖带附近发育进展，因此表面被正常黏膜所覆盖，即使通过放大内镜观察范围诊断也是非常困难的。

在此背景下，本文对本院诊断为牵手型 / 横向进展型胃癌的病变，回顾性分析了内镜检查的范围诊断能力、活检结果以及病变的伸展范围的形态。

方法

以 2012 年 1 月—2018 年 4 月间在本院施行内镜治疗或外科手术的早期胃癌中，病理学诊断为牵手型 / 横向进展型胃癌的病变为研究对象。

在不知道病理结果，仅被告知肿瘤部位的情况下，由施行内镜检查 15 年以上的医生（S. Y.）对研究对象病例的白光内镜像、靛胭脂染

表1 对象病例的详细情况

患者数/病变数	44/44
性别	
男性	26（59.1%）
女性	18（40.9%）
年龄中值（范围）	69.5（49～87）岁
病变大小中值（范围）	23（7～110）mm
肉眼分型	
0-Ⅱa	1（2.3%）
0-Ⅱc	43（97.7%）
治疗	
内镜治疗	30（68.2%）
外科手术	14（31.8%）
组织分型	
tub1	12（27.3%）
tub2	28（63.6%）
por	1（2.3%）
sig	3（6.8%）
病变部位	
U区	11（25.0%）
M区	24（54.5%）
L区	9（20.5%）
浸润深度	
T1a	35（79.5%）
T1b	9（20.5%）

表2 各观察法的范围诊断结果

	清晰	不清	未施行/难以评价
白光观察	17	27	0
靛胭脂染色后观察	25	19	0
NBI放大观察	15	7	22

表3 各病变的颜色

同色	12个病变
发红	25个病变
褪色	7个病变

色像、窄带成像（narrow band imaging, NBI）放大像进行读片，评估癌的范围分别是清晰还是不清晰。清晰和不清晰的定义分别是："清晰"是内镜表现中病变的边界2/3周以上清晰，与病理标本的标测范围一致的病变；"不清晰"是内镜表现中病变的边界只能辨识2/3周以下，或虽然判断为2/3周以上清晰，但与病理标本的标测之间范围大幅错位的病变。

另外，还对治疗前施行了范围活检的正确诊断率进行了比较研究。此时，将病变内活检的病变定义为"阳性活检"，将病变外活检的病变定义为"阴性活检"。无法判定是病变内还是病变外活检的病变被分类为"阴性活检"。

再者以切除标本的复原图为基础，将肿瘤

的扩展分为类圆形或不规则形。将圆形或椭圆形的长径短径比小于2：1，长径和短径的差小于2cm的病变定义为"类圆形"，其余定义为"不规则形"。另外，关于病变的颜色也分为同色、发红、褪色中的一种。

结果

2012年1月—2018年4月间44例44个病变施行了内镜或外科切除［内镜黏膜下剥离术（endoscopic submucosal dissection, ESD）30个病变，外科手术14个病变］。病例的详细情况如**表1**所示。44个病变中，在白光观察、靛胭脂染色后观察、NBI放大观察中，范围清晰的病变分别为38.6%（17/44）、56.8%（25/44）、68.2%（15/22）（**表2**）。阳性活检和阴性活检的正确诊断率分别为84/88（95.5%）和263/306（85.9%）。以切除标本的复原图为基础研究肿瘤的扩展时，类圆形病变为24个，而不规则形病变为20个，类圆形的病变较多。颜色方面，同色为12个病变、发红为25个病变、褪色为7个病变（**表3**）。

病例

［病例1］ 边界清晰病例。80多岁，女性。

在胃体下部大弯处发现一处发红、边界不清的凹陷性病变（**图1a**）。通过吸气，边界一定程度上变得清晰了。病变表面粗糙，为

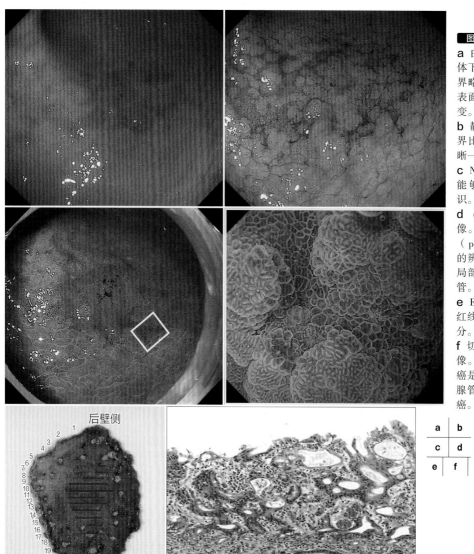

图1 ［病例1］

a 白光观察像。在胃体下部大弯处见有边界略不清晰的发红、表面粗糙的凹陷性病变。

b 靛胭脂染色像。边界比白光观察像略清晰一些。

c NBI非放大像。DL能够比较容易地辨识。

d c的黄框部放大像。见有不规则的非（pit）结构，血管的辨识虽然困难，但局部见有不规则的血管。

e ESD后的复原图。红线表示癌存在的部分。

f 切片10的组织病理像。所谓的牵手型胃癌是由分支、吻合的腺管组成的中分化腺癌。

后壁侧

口腔侧

a	b
c	d
e	f

28 mm 大小。靛胭脂染色后观察，与白光观察相比，边界变得比较清晰（**图1b**）。NBI放大观察中，见有分界线（demarcation line, DL）；微血管结构（microvascular pattern）虽然观察困难，但在能辨识的范围内，可以诊断为不规则（irregular）；微表面结构（microsurface pattern）诊断为不规则（irregular）（**图1c，d**）。根据以上结果诊断为早期胃癌，采取施行病变范围活检、ESD的方针。

病变呈不规则形伸展，最终病理诊断为：0-Ⅱc型，33 mm×22 mm，tub2，pT1a（M），HM0，VM0，Ly0，V0，为治愈切除（**图1e，f**）。

［**病例2**］ 边界不清病例。70多岁，男性。

在胃体上部小弯侧发现一处发红、边界不清的凹陷性病变（**图2a**）。病变表面粗糙，为30 mm大小。靛胭脂染色后观察，与白光观察相比边界变得略清晰，但范围的确定诊断困

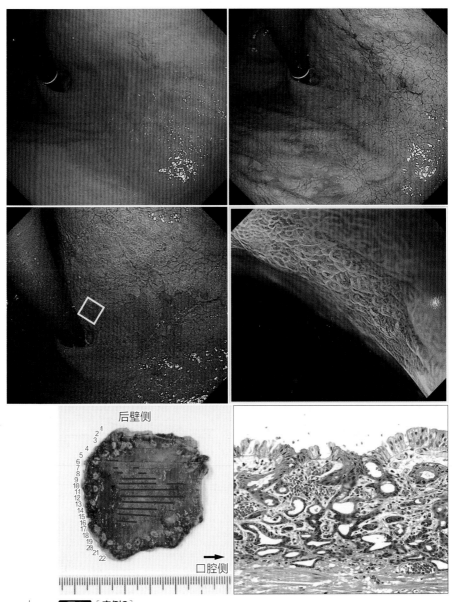

a	b
c	d
e	f

图2 ［病例2］

a 白光观察像。在胃体上部小弯侧见有边界不清的发红的区域性变化。内部有轻度凹陷，口侧及后壁侧的边界特别不清晰。

b 靛胭脂染色像。与白光观察像相比，边界变得清晰了，但后壁侧的范围仍然不清晰。

c NBI非放大像。与靛胭脂染色像一样，与白光观察像相比边界变得清晰，但仍难以评估后壁侧的范围。

d c的黄框部高倍放大像。DL为阳性，从口侧观察微表面结构（microsurface pattern）和微血管结构（microvascular pattern）均为不规则（irregular）。

e ESD后的复原图。红线表示癌存在的部分。病变从诊断的范围伸展到肛侧、前壁侧，病变10点方向的标记已是边缘的极限。

f 切片12的组织病理像。牵手型胃癌由分支或吻合的腺管组成的高~中分化腺癌。

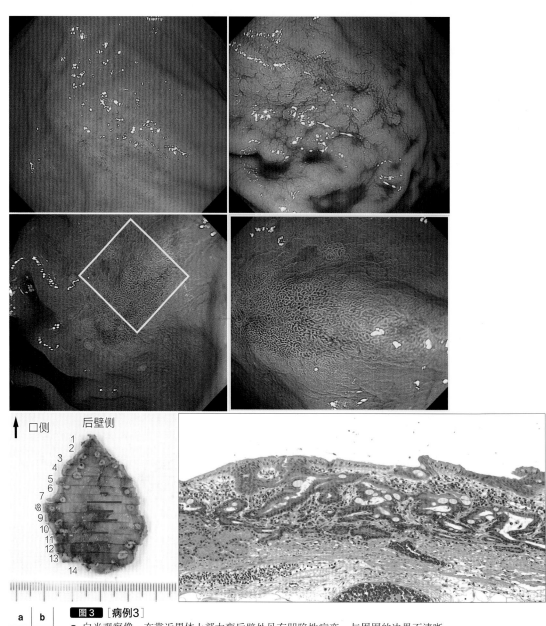

a	b
c	d
e	f

图3 [病例3]

a 白光观察像。在靠近胃体上部大弯后壁处见有凹陷性病变，与周围的边界不清晰。

b 靛胭脂染色像。病变的发红变得清晰了，但整体的边界不清晰。

c NBI非放大像。病变的边界变得比较清晰了。

d c的黄框部低倍放大像。在NBI放大观察中，DL为阳性，微血管结构和微表面结构均诊断为不规则。

e ESD后的标测像。红线表示癌存在的部分。

f 切片7的组织病理像。牵手型胃癌由分支或吻合的腺管组成的高～中分化腺癌。

难（**图2b**）。NBI 放大观察时 DL 为阳性，微血管结构在可辨识的范围内诊断为不规则，微表面结构诊断为不规则（**图2c,d**）。根据以上结果诊断为早期胃癌，采取施行病变范围活检、ESD 的方针。

病变呈不规则形伸展，最终病理诊断为：0–Ⅱc 型，31 mm×28 mm，tub1～tub2，pT1a（M），HM0，VM0，Ly0，V0，为治愈切除（**图2e,f**）。

[**病例3**] NBI 有效病例。60 多岁，男性。

在靠近胃体上部大弯后壁处发现有明显发红的凹陷性病变（**图3a**）。病变表面粗糙，为18 mm大小。在靛胭脂染色后观察中，边界仍不清晰（**图3b**）。在NBI放大观察中，DL为阳性，微血管结构和微表面结构均诊断为不规则（**图3c，d**）。与白光观察和靛胭脂染色后观察相比，NBI观察中边界清晰。根据以上结果诊断为早期胃癌，采取施行病变范围活检、ESD的方针。

病变呈类圆形，最终病理诊断为：0-Ⅱc型，18 mm×10 mm，tub1~por，pT1a（M），HM0，VM0，Ly0，V0，为治愈切除（**图3e,f**）。

讨论

放大内镜的诊断能力在范围诊断上正在逐渐被确立，早期癌的诊断技术虽然在快速进步，但仍存在一定数量的边界诊断困难的病变。在范围诊断中，辨识病变边界是很重要的，但由于是黏膜表层的观察，因此对于伴有与周围的非癌黏膜类似形态的胃癌或表面结构与周围的非癌黏膜难以辨识的病变的范围诊断非常困难。泷泽在著作中报道了呈特殊组织病理像的横向进展型胃癌，在黏膜固有层内就像缝合已有的腺管一样，一边破坏一边向水平方向增殖，沿表层扩大性伸展。这样的病变极其缺乏细胞异型，而如前所述结构异型被认为是癌诊断的依据之一。在缺乏细胞异型的癌的诊断上，不规则分支或吻合的肿瘤腺管是非常重要的组织病理学表现，加藤将这种表现称为"牵手型胃癌"。在中分化型腺癌中，由于牵手型/横向进展型胃癌在组织型上也是沿着黏膜的中层至深层发育，因此有时通过黏膜表层观察很难进行范围诊断。也有报道称，这样的胃癌与幼稚的肠上皮化生往往难以鉴别，所以范围诊断也就困难。另外，在过去的报道中，也有报道称牵手型/横向进展型的低度异型癌也被认为是向低分化腺癌发展的前兆，在范围诊断上需要充分注意。

此次，在本院的研究中，通过靛胭脂染色像可以追踪病变范围全周的病变为六成左右，但一般来说，牵手型/横向进展型胃癌病变的主体位于腺颈部，难以产生黏膜的高低差，在内镜下病变和正常黏膜的边界难以辨识，范围诊断困难。实际上，本院研究的牵手型/横向进展型胃癌中表面结构的异型性仍然很低，由于是从黏膜中层向水平方向进展，因此有很多比预想的范围更大的病例。

通过NBI诊断为牵手型胃癌的报道病例中，藤崎等报道了1例病例，即使通过NBI放大观察边界仍然不清晰，不能辨识清晰的DL，通过进行周围的阴性活检作为阴性边界，未能阐明典型的牵手型的NBI图像。另外，在八木等和荒木等的报道中，牵手型/横向进展型胃癌的内镜表现大多缺乏颜色变化和隆起或凹陷性变化，只能辨识胃小区的紊乱，即便是通过NBI联合放大观察也很难诊断为癌，有必要着眼于区域性和表面微结构的稍微的形状不均一或方向性不同进行诊断。

在本研究中，靛胭脂染色后观察与白光观察相比范围诊断更加正确，而NBI放大观察比靛胭脂染色后观察的范围诊断更加准确，但也不能否认存在叠加效果的可能性。另外在内镜下，通过白光观察、靛胭脂染色后观察及NBI放大观察病变范围比较清晰的病变当与治疗后的标本结合起来重新分析时，也有与当初辨识的范围和治疗后的复原图完全不同的病变，其具体情况分别为3例、8例、5例。其趋势是，与白光观察和NBI放大观察相比，靛胭脂染色后的差异更明显。靛胭脂染色后的差异，使病变比当初辨识的范围过小的趋势或辨识错误的趋势更明显。即使用范围诊断能力最高的NBI放大观察，对需要外科切除的范围较大的病变，由于病变本身的不规则扩展和与正常黏膜之间的判断困难，仍然有很多病例难以进行正确的范围诊断。另外，牵手型/横向进展型胃癌的复原图中类圆形：不规则形为24：20，虽然呈类圆形扩展的病变多，但约半数呈现出了不平常的伸展，认为这也使范围诊断变得困难。

本研究中，病变阴性活检的正确诊断率为85.9%（263/306）。其中认为是阴性而进行活检的病变为88.0%（247/278），而不能判定病变内外进行活检的病变的阴性率为57.1%（16/28），为阳性和阴性各占约一半的结果。在实际临床上，由于是从判定病变内外困难的部位更加外侧的部位进行阴性活检，因此未见影响直接的范围辨识和治疗，但认为阴性活检的正确诊断率低反映了范围诊断的难度。但是，本研究的病例中，由于结果上没有断端阳性，所以认为对于病变的范围和扩展在内镜下难以判断的病例，范围活检是有效的。

结语

本文研究了本院的牵手型／横向进展型胃癌的范围诊断能力。对牵手型／横向进展型胃癌的范围诊断，虽然NBI放大观察与白光观察和靛胭脂染色后观察相比可能更加有用，但由于有肿瘤沿着黏膜中层伸展而不露出于表层这一特征，因此其范围诊断困难的病例多。为此，虽然笔者认为范围活检是有用的，但有必要注意有半数左右的病变是呈不规则形伸展的。

参考文献

[1] 吉永繁高, 滝澤初, 松本美野里, 他. 範囲診断が困難であった低異型度分化型早期胃癌(手つなぎ・横這型癌)の1例. 胃と腸 45:1235-1243, 2010
[2] 八木一芳, 佐藤聡史, 中村厚夫, 他. UL陰性未分化型胃粘膜内癌・粘膜内側方進展のNBI併用拡大内視鏡診断—その可能性と限界. 胃と腸 44:60-70, 2009
[3] 八尾建史, 長浜孝, 田邊寛, 他. 胃腫瘍性病変の拡大内視鏡診断—拡大内視鏡診断の限界. 胃と腸 46:903-914, 2011
[4] 八尾一芳, 味岡洋一. 胃の拡大内視鏡診断, 第2版. 医学書院, 2014
[5] 八尾建史. 胃拡大内視鏡. 日本メディカルセンター, 2009
[6] 滝澤登一郎. 横這型胃癌. 胃の病理形態学. 医学書院, pp 168-172, 2003
[7] 加藤洋. 生検の功罪—病理の立場から. 消内視鏡 18:1815-1827, 2006
[8] 江頭由太郎, 藤井基嗣, 芥川寛, 他. 胃IIb型癌の病理組織学的特徴—胃IIb型癌のマクロ像と組織像の対比. 胃と腸 45:23-37, 2010
[9] 九嶋亮治. 胃の低異型度腺癌と超高分化腺癌. 胃と腸 47:835, 2012
[10] 梅垣英次, 江頭由太郎, 竹内望. 低異型度分化型胃癌の内視鏡診断通常内視鏡の立場から. 胃と腸 45:1145-1157, 2010
[11] 藤崎順子, 堀内祐介, 山本智理子. NBI併用拡大内視鏡でも範囲診断困難な胃癌の特徴—中分化型や未分化癌を中心に. 胃と腸 50:279-288, 2015
[12] 荒木理, 日下利広, 大岩容子. 地図状発赤との鑑別を要した早期胃癌手つなぎ型腺癌の1例. 胃と腸 52:1393-1396, 2017

Summary

Range Diagnosis of "Crawling-type" Adenocarcinoma of the Stomach

Kei Nakazawa[1], Shigetaka Yoshinaga, Taiki Hashimoto[2], Hourin Cho[1], Mai Ego, Hiroyuki Takamaru, Seiichiro Abe, Satoru Nonaka, Haruhisa Suzuki, Ichiro Oda, Shigeki Sekine[2], Yutaka Saito[1]

We retrospectively studied the positive and negative predictive values of range biopsy and postoperative mapping in 44 patients with early gastric cancer who had undergone endoscopic submucosal dissection or surgery at our hospital between January 2012 and April 2018 and were initially diagnosed with "crawling-type" adenocarcinoma of the stomach on the basis of histopathological findings in resected specimens.

Following the distribution of white light image and indigo carmine dine, 38.6% (17/44), 56.8% (25/44), and 68.2% (15/22), respectively, were judged to be clear by NBI (narrow band imaging) magnifying classifications. The accuracy of positive and negative NBIs were 95.5% (84/88) and 56.8% (263/306), respectively, whereas the positive and negative accuracy rates in the preoperative range biopsy were 95.5% (84/88) and 85.9% (263/306), respectively. Furthermore, on examining the extent of the tumor on the basis of the mapping image of the resected specimen, 20 lesions were found to be of irregular type and 24 of circular type.

In some cases, the range of gastric crawling-type adenocarcinoma could be recognized accurately prior to surgery. However, in some cases, this value differed from that recognized initially by a certain number. Therefore, range diagnosis using biopsy can be considered an important diagnostic method.

[1] Endoscopy Division, National Cancer Center Hospital, Tokyo
[2] Pathology Division, National Cancer Center Research Institute, Tokyo

早期胃癌的范围诊断——范围诊断困难的病例及其临床的应对

胃型腺癌

上山 浩也[1]

八尾 隆史[2]

谷田贝 昂[1]

小森 宽之

赤泽 阳一

竹田 努

松本 纮平

松本 健史

仲程 纯[2]

山城 雄也

津山 翔

桥本 贵史[3]

富田 夏实

峰 真司

梶山 美明

永原 章仁[1]

摘要●在本文中，就显示胃型表型的胃肿瘤中的①胃底腺型腺癌、②胃底腺黏膜型腺癌、③小凹上皮型胃癌（白色扁平隆起、树莓样）、④幽门螺杆菌（*Helicobacter pylori, H. pylori*）现症感染/既往感染的胃型表型的胃腺癌，以范围诊断为中心进行了报道。由于这些肿瘤具有各种各样的发育进展形式，因此在各种肿瘤呈现出特征性的内镜表现和边界的表现。在表层被非肿瘤性黏膜覆盖可能性大的胃肿瘤（胃底腺型腺癌、幽门螺杆菌现症感染/既往感染的胃型表型的未分化混合型胃癌），虽然也有可通过白光观察的病变颜色和形态表现来推测病变边界的病例，但基本上在内镜下难以进行准确的范围诊断，在不能推测的情况下，有必要进行术前的4点活检。另一方面，对于有肿瘤露出于表面的胃肿瘤（胃底腺黏膜型腺癌、小凹上皮型胃癌、幽门螺杆菌现症感染和除菌后的胃型表型的胃分化型腺癌），基本上通过白光观察和NBI联合放大观察的范围诊断是有用的。虽然在胃型腺癌中存在有各种各样的类型，但根据幽门螺杆菌感染状况可以将各种肿瘤分类，在考虑背景黏膜的性状的基础上，类推各种肿瘤的内镜下的特征，有可能实现正确的内镜诊断和范围诊断。

关键词 胃底腺型胃癌　胃底腺型腺癌　胃底腺黏膜型腺癌　小凹上皮型胃癌　分化型腺癌　未分化型腺癌　胃型表型

[1] 顺天堂大学医学部消化器内科　〒113-8421 東京都文京区本郷2丁目1-1
　　E-mail : psyro@juntendo.ac.jp
[2] 顺天堂大学大学院医学研究科人体病理病態学
[3] 顺天堂大学医学部食道・胃外科

前言

胃型表型的胃肿瘤有各种各样的类别，大多分为以下类型进行研究：（1）胃型表型的低度异型分化型胃肿瘤；（2）胃型表型的幽门螺杆菌（*Helicobacter pylori, H. pylori*）阴性胃癌（幽门螺杆菌未感染胃癌）；（3）其他的胃表型的胃腺癌（分化型／未分化型）。九嶋报道，

在（1）胃型表型的低度异型分化型胃肿瘤中可以举出有：①小凹上皮（为主）型肿瘤；②胃底腺息肉相关异形成；③胃底腺型肿瘤（胃底腺型胃癌）；④胃型腺瘤（幽门腺腺瘤）；⑤小凹上皮型增生性息肉相关肿瘤；⑥胃固有黏膜型肿瘤（胃固有黏膜型癌）。田邊等将低度异型的胃型腺癌分为：①胃小凹上皮型、②胃底腺型和③胃固有黏膜型，进一步将③的胃固

有黏膜型分为 a. 胃底腺黏膜型（胃底腺 + 小凹上皮型）、b. 幽门腺黏膜型（幽门腺 + 小凹上皮型）和 c. 胃底腺 – 幽门腺黏膜混合型（胃底腺 + 幽门腺 + 小凹上皮型）。在（2）胃型表型的幽门螺杆菌阴性胃癌（幽门螺杆菌未感染胃癌）中列举有：①未分化型胃癌；②胃底腺型胃癌相关肿瘤（胃底腺型腺癌 / 胃底腺黏膜型腺癌）；③胃型表型的分化型胃癌（白色扁平隆起、树莓样）。（3）其他胃型表型的胃腺癌（分化型 / 未分化型）被认为是除（1）和（2）以外的发生于幽门螺杆菌现症感染胃和除菌后胃的胃型表型或胃型为主（胃肠混合型表型）的胃腺癌。

此次，就其中预计将会有特征性内镜表现的①胃底腺型腺癌、②胃底腺黏膜型腺癌、③小凹上皮型胃癌（白色扁平隆起、树莓样）和幽门螺杆菌现症感染 / 既往感染的胃型表型的胃腺癌，以范围诊断为中心进行了研究。

对象和方法

在 2009 年 4 月—2019 年 7 月，在本院施行了内镜治疗的病变中，以对切除标本进行了充分的组织病理学检查，被确定诊断为早期胃癌的 925 个病变为研究对象。从中筛选出在对黏液表型进行免疫组织化学染色时显示胃型表型或胃型为主（胃肠混合型表型）的表型，并预计会有特征性表现的胃腺癌进行了分析。但是，在本研究中排除了纯粹的未分化型胃癌。

1.黏液表型的评价

黏液表型的分类是通过对各切除标本的代表性切片采用 MUC2（杯状细胞的标志物）、MUC5AC（胃小凹上皮细胞的标志物）、MUC6（胃幽门腺细胞 / 颈部黏液细胞的标志物）、CD10（小肠刷状缘的标志物）施行免疫染色，将 10% 以上的癌细胞被染色判定为阳性，根据八尾等的表型分类法，分类为 4 型：①胃型、②不完全肠型（胃肠混合型）、③完全肠型、④无法分类型。另外，将不完全肠型（胃肠混合型）进一步分为胃型为主 / 肠胃同等型和肠型为主。

2.内镜机器

所使用的内镜机器为 EVIS LUCERA SPECTRUM 或 EVIS LUCERA ELITE、GIF-H260Z、GIF-H290Z（均为 Olympus 公司制造）。另外，在进行放大观察时，将黑色软罩（black soft hood）（MAJ-1989 for the GIF-H290Z，MAJ-1990 for the GIF-H260Z，Olympus 公司制造）安装在内镜前端进行拍摄。

3.内镜诊断

由 1 名内镜医师（胃放大内镜经验年数 10 年以上）以边界的表现为中心回顾性（retrospective）重新评估了常规内镜（白光）表现、NBI 联合放大内镜（magnifying endoscopy with narrow band imaging, ME-NBI）表现。关于通过 ME-NBI 所观察到的分界线（demarcation line, DL）以及癌 / 非癌的诊断体系，采用了 VS 分类系统［vessel plus surface（VS）classification system, VSCS］和早期胃癌的放大内镜诊断简化流程（magnifying endoscopy simple diagnostic algorithm for early gastric cancer, MESDA-G）。

4.幽门螺杆菌感染诊断

关于幽门螺杆菌感染的判定法，采用血清幽门螺杆菌 IgG 抗体、尿素呼气试验、粪便中幽门螺杆菌抗原检查、快速脲酶试验、活检培养法、镜检法等判定有无感染；根据有无除菌史分为幽门螺杆菌未感染、幽门螺杆菌现症感染、幽门螺杆菌除菌后以及无法判定。为了证明幽门螺杆菌未感染，定义为满足以下全部条件：①幽门螺杆菌感染判定法 1 项以上为阴性；②在内镜观察中未见萎缩性变化；③组织病理学上未见活动性炎症、萎缩性胃炎；④无幽门螺杆菌除菌史。

结果

1.胃型表型的胃腺癌的分类和发生率

在本研究中将显示胃型表型的胃腺癌分为以下 4 类进行研究：①胃底腺型腺癌、②胃底腺黏膜型腺癌、③小凹上皮型胃癌（白色扁平隆起、树莓样）、④幽门螺杆菌现症感染/既往感染的胃型表型的胃腺癌。

其间内各肿瘤的发生率为：①胃底腺型腺癌为 50 个病变（5.4%）；②胃底腺黏膜型腺癌为 10 个病变（1.1%）；③小凹上皮型胃癌（白色扁平隆起）为 1 个病变（0.1%）；③小凹上皮型胃癌（树莓样）为 9 个病变（1%）。在研究期间内的所有病变由于未判定黏液表型，因此无法准确计算出幽门螺杆菌现症感染/既往感染的胃型表型的胃腺癌的发生率，但 2014 年一年间在本院治疗的原发性胃癌 202 个病变中，幽门螺杆菌现症感染/既往感染的胃型表型（包括胃型为主）的胃腺癌的发生率为 47 个病变（23.3%）。

①～③基本上多发生于幽门螺杆菌未感染胃，呈特征性的内镜表现，各肿瘤的典型病例将在下面展示。在④幽门螺杆菌现症感染/既往感染的胃型表型的胃腺癌中，分别包括分化型腺癌、未分化型腺癌、未分化混合型腺癌，挑选出呈特征性表现的病例在下面进行展示。

2.病例展示

[病例 1] ①胃底腺型腺癌。50 多岁，男性。

穹隆至贲门（fornix-cardia）大弯，白色，0-Ⅱa 型〔黏膜下肿瘤（submucosal tumor, SMT）样隆起性病变〕，10 mm 大小；黏液表型为胃型（MUC5AC 阴性，MUC6 阳性，MUC2 阴性，CD10 阴性）；幽门螺杆菌未感染〔尿素呼气试验阴性、抗幽门螺杆菌-IgG 抗体阴性〕；不能诊断范围；VSCS 为非癌；肿瘤表层为非肿瘤性黏膜。

常规内镜表现：在穹隆至贲门大弯处发现了一处 10 mm 大小的白色 SMT 样隆起性病变（**图 1a**）。在背景黏膜上没有发现萎缩和肠上皮化生；在表层见有树枝状的扩张血管，呈现出典型的表现，虽然由表面结构形成的边界不清晰，但从颜色可以推测出病变的范围（**图 1b**）。

NBI 表现（GIF-H290Z）：在非放大观察中，在背景黏膜和病变之间未见明显的 DL（**图 1c**）。在放大观察中，未见明显的 DL，虽然肿瘤边缘与显示血管内上皮模式的胃底腺黏

膜的结构相同，但腺管开口部（crypt opening, CO）有开大；中央部显示上皮内血管模式，见有凹间部（intervening part, IP）的开大，呈典型的表现。在其内部见有缺乏不规则性（irregularity）的血管（**图 1d**）。根据 VSCS，判定为规则的微血管结构和规则的微表面结构，但无分界线〔regular microvascular（MV）pattern plus regular microsurface（MS）pattern without a DL〕，被诊断为非癌。

组织病理学表现为：U，Gre，0-Ⅱa 型，9 mm×6 mm，胃底腺型腺癌（adenocarcinoma of fundic gland type），pT1b/SM2（600 μm），INFa，UL0，Ly0，V0，pHM0，pVM0。具有嗜酸性粒细胞性细胞质的主细胞类似细胞呈不规则的管状结构增殖，一直浸润到 SM 600 μm（**图 1e**）。在免疫组织化学染色中，为 MUC5AC 阴性、MUC6 阳性、MUC2 阴性、CD10 阴性，胃蛋白酶原Ⅰ（pepsinogen-Ⅰ，主细胞的标志物）阳性，H$^+$/K$^+$-ATPase（壁细胞的标志物）弥散性阳性，无 p53 过表达，MIB-1 labeling index 为 1%。表层被非肿瘤性黏膜所覆盖，认为边界诊断困难（**图 1f**）。

[病例 2] ②胃底腺黏膜型腺癌。60 多岁，男性。

穹隆部，发红，0-Ⅱa 型（SMT 样隆起性病变），15 mm 大小；黏液表型为胃型（MUC5AC 阳性，MUC6 阳性，MUC2 阴性，CD10 阴性）；幽门螺杆菌未感染（尿素呼气试验阴性、抗幽门螺杆菌 IgG 抗体阴性）；病变范围有可能诊断；VSCS 为非癌；肿瘤表层为低度异型的小凹上皮型的高分化腺癌。

常规内镜表现：在穹隆部见有 15 mm 大小的发红的 SMT 样隆起性病变（**图 2a**）。在背景黏膜未见萎缩和肠上皮化生；在表层未见树枝状扩张血管，但有发红和白色的区域混杂。通过表面结构形成的边界清晰，但在白色的区域边界稍显模糊（**图 2b**）。

NBI 表现（GIF-H260Z）：在非放大观察中，在背景黏膜和病变之间见有比较清晰的 DL

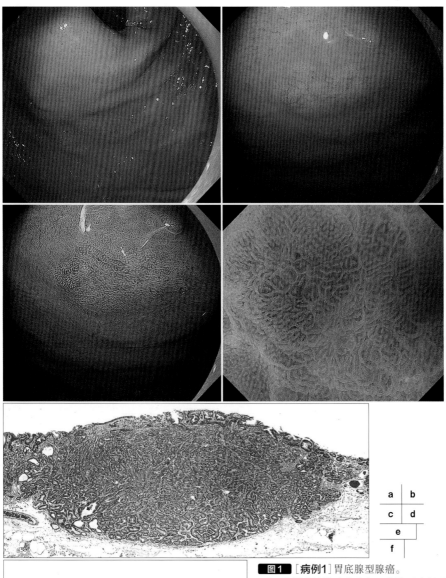

图1 ［病例1］胃底腺型腺癌。

a,b 常规内镜像（白光）。穹隆至贲门（fornix‐cardia）大弯，白色，0‐Ⅱa型（SMT样隆起性病变），10 mm大小。在背景黏膜未见萎缩性变化和肠上皮化生，边界不清；在表层见有树枝状的扩张血管。

c NBI像。表面微结构和树枝状的扩张血管变得清晰，但边界不清。

d ME‐NBI像（最大倍率）。不能辨识明显的DL，在隆起部分见有开大的CO；在其内侧见有弧状的MCE和开大的IP。在其内部见有缺乏不规则性（irregularity）的微血管。VSCS: regular MV pattern plus regular MS pattern without a DL。

e HE染色像。肿瘤浸润于黏膜下层，最深处一直浸润到600 μm。

f HE染色像（癌边界部）。表层被非肿瘤性黏膜所覆盖，以黏膜中层至深层为中心，见有与主细胞类似的肿瘤细胞的增生，呈不规则的分支结构和愈合，与周围的非肿瘤性胃底腺细胞相比，核轻度肿大。

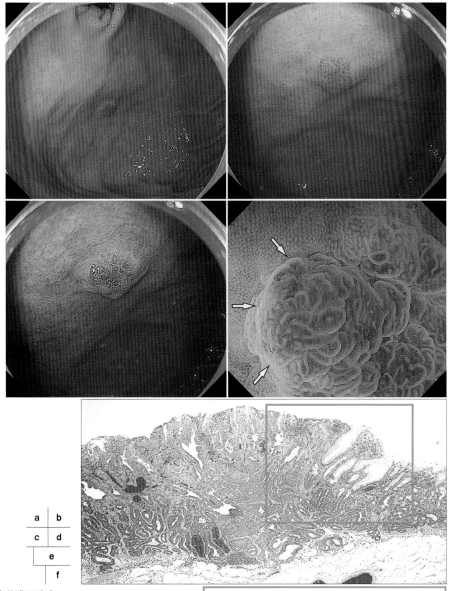

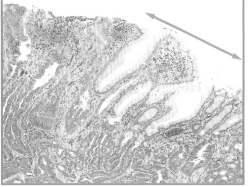

图2 ［**病例2**］胃底腺黏膜型腺癌。

a,b 常规内镜像（白光）。穹隆部，发红，0-Ⅱa型（SMT样隆起性病变），15 mm大小。在背景黏膜未见萎缩性变化和肠上皮化生，边界清晰，未见树枝状的扩张血管。

c NBI像。见有通过表面微结构的差异形成的清晰的边界。

d ME-NBI像（最大倍率）。虽然见有通过表面微结构的差异形成的清晰的DL（黄色箭头所指），但在一部分平缓过渡。见有CO和IP的开大。VSCS: absent MV pattern plus regular MS pattern with a DL。

e HE染色像。在表层有小凹上皮样分化的分化型腺癌露出在外；在其下层见有胃底腺型胃癌成分，一直浸润到SM 700μm。

f HE染色像（表层的癌边界部，**e**的绿框部放大像）。见有小凹上皮样分化的低度异型的高分化腺癌。边缘的表层被非肿瘤性黏膜（蓝色箭头所指）所覆盖，但在其内侧见有清晰的边界线（front）形成。

（图2c）。在放大观察中，在肿瘤的表层见有由一定厚度的小凹边缘上皮（marginal crypt epithelium, MCE）形成的IP和CO的开大（图2d）。在发红的区域见有由表面微结构的差异形成的清晰的DL，而在白色的区域则是平缓过渡的。根据VSCS判定为缺乏微血管结构和规则的微表面结构，具有分界线（absent MV pattern plus regular MS pattern with a DL），被诊断为非癌。

组织病理学表现为：U，Gre，0-Ⅱa型，15 mm×13 mm，胃底腺黏膜型腺癌（Adenocarcinoma of fundic gland mucosal type），pT1b/SM2（700 μm），INFa，UL0，Ly0，V0，pHM0，pVM0。小凹上皮样分化的分化型腺癌露出于表层，见有以黏膜深层为中心的与主细胞类似的肿瘤细胞的连续性增生，一直浸润到SM 700 μm（图2e）。在免疫组织化学染色中，MUC5AC仅表层阳性，MUC6仅深层阳性，MUC2阴性，CD10阴性，胃蛋白酶原Ⅰ仅深层阳性，H$^+$/K$^+$-ATPase弥散性阳性，无p53过表达，MIB-1 labeling index为10%。虽然在表层有小凹上皮样分化的低度异型高分化腺癌露出在外，但由于异型度低，通过微血管结构像和表面微结构形成的不规则性较低，因此通过ME-NBI很难诊断为癌（图2f）。但是，在组织病理学上有清晰的前缘（front）形成，被认为在内镜下边界诊断也容易。

[病例3] ③小凹上皮型胃癌（白色扁平隆起）。70多岁，男性。

胃体中部大弯，白色，0-Ⅱa型，15 mm大小；黏液表型为胃型（MUC5AC阳性，MUC6阳性，MUC2阴性，CD10阴性）；幽门螺杆菌未感染（尿素呼气试验阴性、抗幽门螺杆菌IgG抗体阴性）；范围有可能诊断；VSCS为癌（仅结节部）；肿瘤表层为低度异型的小凹上皮型高分化腺癌。

常规内镜表现：在胃体中部大弯处见有15 mm大小的白色的0-Ⅱa型病变（图3a）。在背景黏膜未见萎缩和肠上皮化生，表面结构呈颗粒状，通过颜色和表面结构形成的边界清晰（图3b）。

NBI表现（GIF-H260Z）：在非放大观察中，在背景黏膜和病变之间见有比较清晰的DL（图3c）。在放大观察中，在肿瘤的表层见有由一定厚度的MCE形成的IP的开大（图3d）。虽然见有通过表面微结构的差异形成的比较清晰的DL，但也有一部分是平缓过渡的。根据VSCS判定为只有肛门侧的结节部为不规则的微血管结构和规则的微表面结构，有分界线（irregular MV pattern plus regular MS pattern with a DL），整体被诊断为癌。

组织病理学表现为：M，Gre，0-Ⅱa型，13 mm×12 mm，tub1，pT1a/M，UL0，Ly0，V0，pHM0，pVM0。在黏膜深层残存正常胃底腺；在其上见有肿瘤，是由小凹上皮和类似于黏液腺的细胞组成的低度异型的高分化腺癌（图3e）。大部分为低度异型，只有结节部为高度异型，因为与周围连续，因此整体被诊断为高分化腺癌。在免疫组织化学染色中，MUC5AC仅表层阳性，MUC6仅深层阳性，MUC2阴性，CD10阴性，胃蛋白酶原Ⅰ极少部分阳性，H$^+$/K$^+$-ATPase极少部分阳性，无p53过表达，MIB-1 labeling index为5%。虽然表层有小凹上皮样分化的低度异型高分化腺癌露出在外，但由于异型度低，通过微血管结构和表面微结构形成的不规则性较低，因此通过ME-NBI很难诊断为癌。在组织病理学上有清晰的前缘形成，认为在内镜下边界诊断也容易（图3f）。另外，在肿瘤边缘表层的一部分散在有非肿瘤性黏膜，在ME-NBI下被认为是平缓过渡的区域。

[病例4] ③小凹上皮型胃癌（树莓样）。40多岁，男性。

穹隆部，发红（树莓样外观），0-Ⅰ型，6 mm大小；黏液表型为胃型（MUC5AC阳性，MUC6阴性，MUC2阴性，CD10阴性）；幽门螺杆菌未感染（尿素呼气试验阴性、抗幽门螺杆菌IgG抗体阴性）；范围有可能诊断；VSCS为癌；肿瘤表层为小凹上皮型的高分化腺癌。

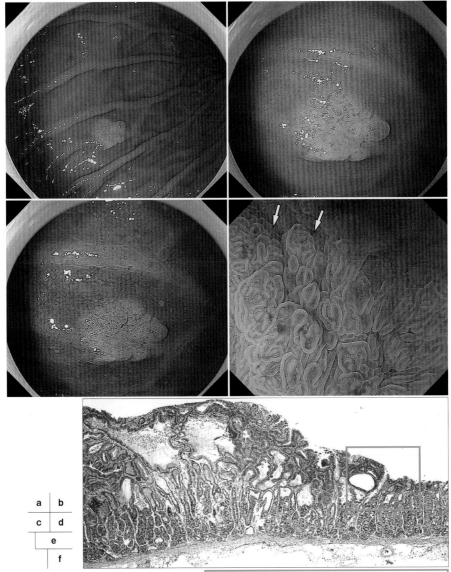

图3 [病例3]小凹上皮型胃癌（白色扁平隆起）。

a,b 常规内镜像（白光）。胃体中部大弯，白色，0-Ⅱa型，15mm大小。在背景黏膜未见萎缩性变化和肠上皮化生，表面结构呈颗粒状，通过颜色和表面结构形成的边界清晰。

c NBI像。见有通过表面微结构形成的清晰的边界。

d ME-NBI像（最大倍率）。虽然见有通过表面微结构的差异形成的比较清晰的DL（黄色箭头所指），但在一部分平缓过渡。在肿瘤的表层见有由一定厚度的MCE形成的IP的开大。VSCS: absent MV pattern plus regular MS pattern with a DL。

e HE染色像。在黏膜深部有正常胃底腺残存，在其上见有肿瘤，为由小凹上皮和类似于黏液腺的细胞组成的低度异型的高分化腺癌。

f HE染色像（癌边界部）。见有明显的边界线（front）形成，但在肿瘤边缘表层的一部分散在有非肿瘤性黏膜（蓝色箭头所示部分）。

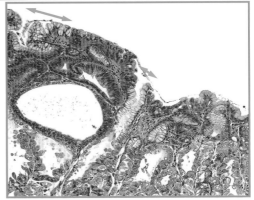

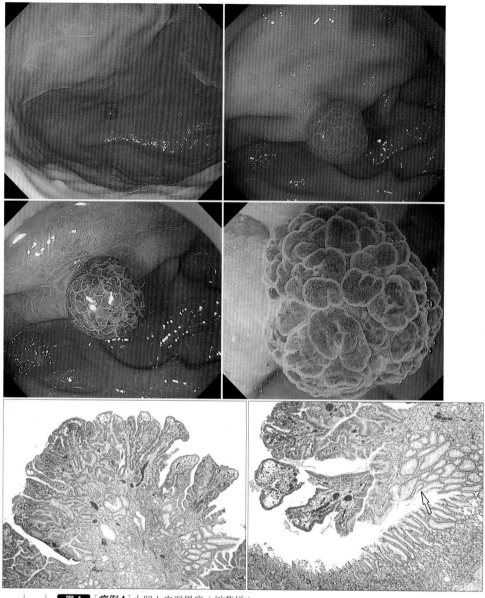

a	b
c	d
e	f

图4 [**病例4**]小凹上皮型胃癌（树莓样）。

a,b 常规内镜像（白光）。穹隆，发红（树莓样外观），0-Ⅰ型，6 mm大小。在背景黏膜未见萎缩性变化和肠上皮化生，表面结构呈颗粒状，通过颜色和表面结构形成的边界清晰。

c NBI像。见有明显的边界。

d ME-NBI像（最大倍率）。见有通过表面微结构的差异形成的清晰的DL。在肿瘤的表层见有由一定厚度的MCE形成的IP的开大；在其内部见有高密度的不规则性（irregularity）的微血管增生。VSCS: irregular MV pattern plus regular MS pattern with a DL。

e HE染色像。见有小凹上皮样异型细胞的增生，为低异型度的小凹上皮型高分化腺癌。

f HE染色像（癌边界部）。见有清晰的边界线形成；在背景黏膜见有小凹上皮细胞的增生变化（黄色箭头所指）。

常规内镜表现：在穹隆部见有 6 mm 大小的发红（树莓样外观）的 0-Ⅰ型病变（**图 4a**）。在背景黏膜未见萎缩和肠上皮化生，表面结构呈颗粒状，通过颜色和表面结构形成的边界清晰（**图 4b**）。

NBI 表现（GIF-H260Z）：在非放大观察中，在背景黏膜和病变之间见有清晰的 DL（**图 4c**）。在放大观察中，在肿瘤的表层见有由一定厚度的 MCE 形成的 IP 的开大；在其内部见有高密度的不规则性（irregularity）的微血管增生（**图 4d**）。微血管结构表现为形状不均一，判断为不规则（irregular）；但表面微结构比较规则。见有通过表面微结构的差异形成的清晰的 DL。根据 VSCS 判定为不规则的微血管结构和规则的微表面结构，有分界线（irregular MV pattern plus regular MS pattern with a DL），被诊断为癌。

组织病理学表现为：U，Less，0-Ⅰ型，6 mm × 5 mm，tub1，pT1a/M，UL0，Ly0，V0，pHM0，pVM0。见有小凹上皮样异型细胞增生，为低度异型的小凹上皮型高分化腺癌（**图 4e**）。在免疫组织化学染色中，为 MUC5AC 阳性、MUC6 阴性、MUC2 阴性、CD10 阴性、胃蛋白酶原Ⅰ阴性、H^+/K^+-ATPase 阴性，无 p53 过表达，MIB-1 labeling index 为 30%。在组织病理学上见有清晰的前缘形成，被认为在内镜下边界诊断也容易（**图 4f**）。

[**病例 5**] ④幽门螺杆菌现症感染 / 既往感染的胃型表型的胃腺癌（隆起型、乳头状腺癌）。60 多岁，女性。

胃体下部小弯，白色，0-Ⅱa 型，30 mm 大小；黏液表型为胃型（MUC5AC 阳性，MUC6 阳性，MUC2 阴性，CD10 阴性）；幽门螺杆菌现症感染；范围可能诊断；VSCS 为癌；肿瘤表层为乳头状腺癌。

常规内镜表现：在胃体下部小弯处见有 30 mm 大小的白色的 0-Ⅱa 型病变（**图 5a**）。在背景黏膜见有萎缩性变化和肠上皮化生；病变的表面结构比较整齐，在靛胭脂染色像中通过颜色和表面结构形成的边界也很清晰（**图 5b**）。

NBI 表现（GIF-H260Z）：在非放大观察中，在背景黏膜和病变之间见有清晰的 DL（**图 5c**）。在放大观察中，微血管结构像由封闭性环和开放性环组成，各微血管较为完整，但形状不均一，分布不对称，排列不规则，判断为不规则（irregular）。见有通过表面微结构的差异形成的清晰的 DL（**图 5d**）。根据 VSCS 判断为不规则的微血管结构和不规则的微表面结构，有分界线（irregular MV pattern plus irregular MS pattern with a DL），被诊断为癌。

组织病理学表现为：M，Less，0-Ⅱa 型，30 mm × 9 mm，pap > tub2，pT1a/M，UL0，Ly0，V0，pHM0，pVM0。在黏膜内见有以乳头状结构为主体的分化型腺癌的增生（**图 5e**）。在免疫组织化学染色中，为 MUC5AC 阳性、MUC6 阳性、MUC2 阴性、CD10 阴性，无 p53 过表达，MIB-1 labeling index 为 30% 左右。乳头状腺癌露出于表层，在组织病理学上有清晰的前缘形成，被认为在内镜下边界诊断也容易（**图 5f**）。

[**病例 6**] ④幽门螺杆菌现症感染 / 既往感染的胃型表型的胃腺癌（凹陷型、分化型腺癌）。70 多岁，男性。

胃体中部小弯后壁，发红，0-Ⅱc 型，30 mm 大小；黏液表型为胃型（MUC5AC 阳性，MUC6 阳性，MUC2 阴性，CD10 阴性）；幽门螺杆菌现症感染；范围诊断在常规内镜下不可能，在 ME-NBI 下可能；VSCS 为癌；肿瘤表层为分化型腺癌。

常规内镜表现：在胃体中部小弯后壁见有 30 mm 大小的发红的 0-Ⅱc 型病变（**图 6a**）。在背景黏膜见有萎缩性变化和肠上皮化生；病变呈浅红色，为大致平坦的病变，边界不清晰，在靛胭脂染色像中边界也不清晰（**图 6b**）。

NBI 表现（GIF-H260Z）：在非放大观察中，虽然有些模糊，但仍然可以推测 DL（**图 6c**）。在放大观察中，微血管结构像由开放性环组成，形状不均一，分布不对称，排列不规则，判断为不规则（irregular）。通过微血

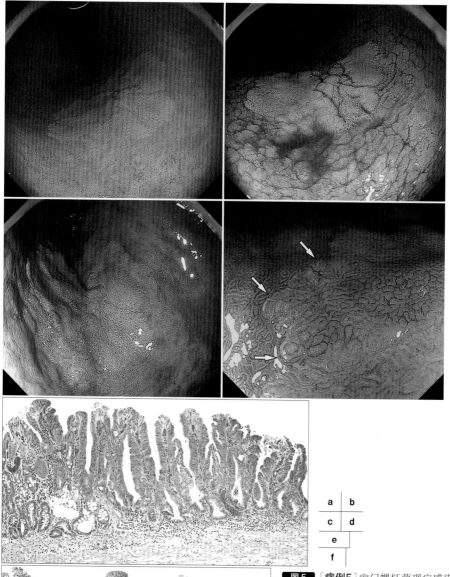

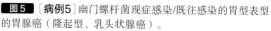

图5 [病例5] 幽门螺杆菌现症感染/既往感染的胃型表型的胃腺癌（隆起型、乳头状腺癌）。

a 常规内镜像（白光）。胃体下部小弯，白色，0-Ⅱa型，30 mm大小。在背景黏膜见有萎缩性变化和肠上皮化生，通过颜色形成的边界清晰。

b 靛胭脂染色像。通过颜色和表面结构形成的边界清晰。

c NBI像。见有清晰的边界。

d ME-NBI像（低倍放大）。见有清晰的DL（黄色箭头所指）。各微血管相对完整，但形状不均一，分布不对称，排列不规则，判断为不规则（irregular）。VSCS: irregular MV pattern plus irregular MS pattern with a DL。

e HE染色像。在黏膜内见有以乳头状结构为主体的分化型腺癌的增生。

f HE染色像（癌边界部）。见有清晰的边界线形成。

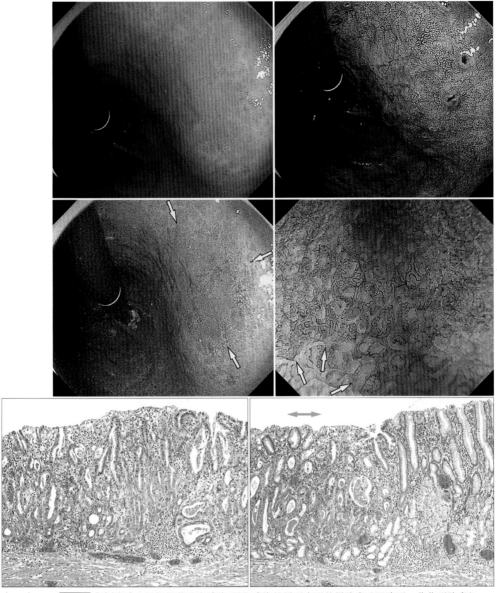

a	b
c	d
e	f

图6 [病例6]幽门螺杆菌现症感染/既往感染的胃型表型的胃腺癌（凹陷型、分化型腺癌）。

a 常规内镜像（白光）。胃体中部小弯后壁，发红，0-Ⅱc型，30 mm大小。在背景黏膜见有萎缩性变化和肠上皮化生，边界不清。

b 靛胭脂染色像。通过颜色和表面结构形成的边界不清。

c NBI像。尽管有点模糊，但可以推测DL（黄色箭头所指）。

d ME-NBI像（最大倍率）。微血管结构像由开放性环组成，形状不均一，分布不对称，排列不规则，判断为不规则（irregular）。通过微血管结构像和表面微结构的差异，作为浅凹陷的边界见有清晰的DL（黄色箭头所指）。VSCS: irregular MV pattern plus absent MS pattern with a DL。

e HE染色像。在黏膜内见有中-高分化管状腺癌。

f HE染色像（癌边界部）。见有清晰的边界线形成，但在病变边缘的表层有非肿瘤性黏膜（蓝色箭头所示部分）介入。

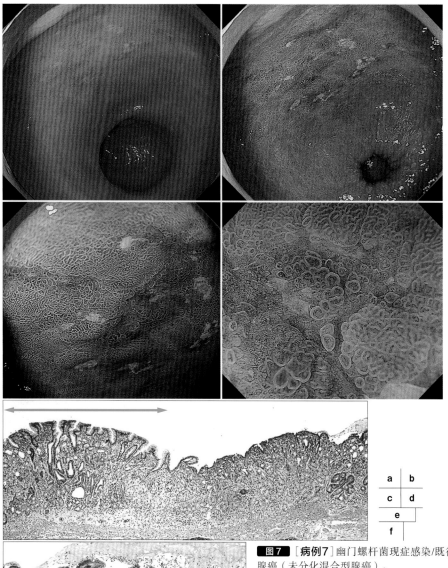

图7 ［病例7］幽门螺杆菌现症感染/既往感染的胃型表型的胃腺癌（未分化混合型腺癌）。

a 常规内镜像（白光）。前庭部小弯，发红，0-Ⅱc型，20 mm大小。在背景黏膜见有萎缩性变化和肠上皮化生，散在有发红的不规则形凹陷，很难推测病变范围。

b NBI像。散在有棕褐色（brownish）的凹陷，不可能推测出正确的DL。

c ME-NBI像（低倍放大）。很难确认与凹陷面一致且清晰的DL。

d ME-NBI像（最大倍率）。判断微血管结构像为不规则（irregular）；在表面微结构方面见有椭圆形和弧状的MCE，为规则的（regular）和不规则的（irregular）结构混杂存在。在极少一部分见有上皮环内血管结构（VEC pattern）。VSCS: irregular MV pattern plus irregular MS pattern with a DL。

e HE染色像。左半部分的表层被非肿瘤性黏膜（蓝色箭头所示）所覆盖，在其下面有癌浸润。右半部分有分化型腺癌露出。

f HE染色像（癌边界部）。分化型腺癌露出表面，在表层见乳头状结构，肿瘤成分和非肿瘤成分混在一起。

管结构像和表面微结构的差异，作为浅凹陷的边界见有清晰的 DL（**图 6d**）。根据 VSCS 判定为不规则的微血管结构和缺乏微表面结构，有分界线（irregular MV pattern plus absent MS pattern with a DL），被诊断为癌。

组织病理学表现为：M，Less，0- Ⅱa 型，30 mm×19 mm，tub2 > tub1，pT1a/M，UL0，Ly0，V0，pHM0，pVM0。在黏膜内见有中 - 高分化管状腺癌的增生（**图 6e**）。在免疫组织化学染色中，为 MUC5AC 阳性、MUC6 阳性、MUC2 阴性、CD10 阴性，无 p53 过表达，MIB-1 labeling index 为 30% 左右。分化型腺癌露出于表层，在组织病理学上见有明显的前缘形成，但在病变边缘的表层夹杂有非肿瘤性黏膜；另外，由于几乎没有高度差，因此认为在常规内镜下边界诊断困难（**图 6f**）。在 ME-NBI 下，即使有非肿瘤性黏膜的介入，也可以通过微血管结构像进行边界诊断。

［**病例 7**］ ④幽门螺杆菌现症感染 / 既往感染的胃型表型的胃腺癌：未分化混合型腺癌。60 多岁，女性。

前庭部小弯，发红，0- Ⅱc 型，20 mm 大小，黏液表型为胃型为主（MUC5AC 阳性，MUC6 阳性，MUC2 阳性，CD10 阴性），幽门螺杆菌除菌后，范围诊断不可能，VSCS 为癌，肿瘤表层为分化型腺癌和非肿瘤性黏膜。

常规内镜表现：在前庭部小弯处散在有发红的不规则形凹陷，很难推测病变范围（**图 7a**）。在背景黏膜见有萎缩性变化和肠上皮化生。

NBI 表现（GIF-H260Z）：在非放大观察中，棕褐色的凹陷呈地图状扩展，虽然可以推测出大致的范围，但不可能推测出正确的 DL（**图 7b**）。在弱放大观察中，很难确认与凹陷面一致且清晰的 DL（**图 7c**）。在最大倍率的放大观察中，微血管结构像由不规则形的开放性环组成，形状不均一，分布不对称，排列不规则，判断为不规则（irregular）；在表面微结构方面见有椭圆形和弧状的 MCE，为规则的（regular）和不规则的（irregular）混杂在一起。根据

MV 和 MS 的表现，为疑似中分化型腺癌和未分化型腺癌的表现。在极小一部分见有上皮环内血管结构［（vessels within epithelial circle，VEC）pattern］（**图 7d**）。根据 VSCS 判定为不规则性微血管结构和不规则性微表面结构，有分界线（irregular MV pattern plus irregular MS pattern with a DL），被诊断为癌。但是，由于怀疑是未分化混合型胃癌，因此真正的边界有可能比通过内镜检查判断的范围更大，在施行病变周围的 4 点活检确认切除范围后，施行了内镜黏膜下剥离术（endoscopic submucosal dissection，ESD）。

组织病理学表现为：L，Less，0- Ⅱc 型，22 mm×14 mm，tub2 > por2，sig，pT1a/M，UL0，Ly0，V0，pHM0，pVM0。在黏膜内，以中分化管状腺癌为主体，混杂有低分化腺癌（**图 7e**）。在免疫组织化学染色中，为 MUC5AC 阳性、MUC6 极少部分阳性、MUC2 极少部分阳性、CD10 阴性，无 p53 过表达，MIB-1 labeling index 为 50% 左右。表层大部分被非肿瘤性黏膜所覆盖，癌沿着黏膜层中层呈爬行样浸润，但在凹陷部的一部分也见有分化型腺癌露出在外的区域。该区域虽然在 ME-NBI 下可能进行癌的诊断和边界诊断，但整体上内镜下的边界和组织病理学边界不一致（**图 7e**）。在凹陷部的表层见有乳头状结构，肿瘤成分和非肿瘤成分混杂存在，在 ME-NBI 中见有的表面微结构与 VEC pattern 一致（**图 7f**）。

讨论

关于胃型表型的胃腺癌的组织病理学分类、临床病理学特征、内镜特征的详细研究还很少，本次将纯粹的未分化型胃癌以外的胃型表型的胃腺癌根据幽门螺杆菌感染状况进行分类，并对相关的各种肿瘤进行了研究。

1.临床病理学特征

在分化型腺癌中，胃型表型的胃腺癌所占的比例，由于没有统一的对象和没有通过诊断标准的比较，一般认为根据研究的不同有

4%~40% 的偏差，为 15%~25%。在本研究中，2014 年一年间在本院治疗的原发性胃癌中，幽门螺杆菌现症感染 / 既往感染的胃型表型（包括胃型为主）的胃腺癌的发生率为 23.3%，与已有报道基本相同。

关于内镜表现有各种各样的报道，有报道指出，胃型表型的分化型腺癌为正色至浅红色的病变，以凹陷型的居多；由于边界不清，内镜切除有时会导致断端呈阳性。另外，也有报道称，与肠型相比，边界不清的胃型病例较多，活检诊断困难。还有，一般认为，由于病变与周围黏膜之间没有明显的高度差，所以病变边界多变得不清晰；还有报道，在胃型的边界不清的病变，黏膜的厚度明显增厚。这些报道被认为是通过对发生于幽门螺杆菌现症感染胃和既往感染胃的胃型表型的胃腺癌研究的结果。近年来，作为幽门螺杆菌未感染胃癌的胃型表型的胃腺癌被提出的情况比较多，由于内镜下的特征也不同，所以认为有必要根据幽门螺杆菌感染的状况来划分。

2.根据组织病理学分类的特征

在发生于幽门螺杆菌未感染胃的胃型表型的胃腺癌中包括胃底腺型胃癌（①胃底腺型腺癌、②胃底腺黏膜型腺癌和③小凹上皮型胃癌（白色扁平隆起、树莓样）。近年来，胃底腺型胃癌在《在胃癌处置规程》第 15 版中作为特殊型之一以"胃底腺型腺癌"这一名称被刊载；在 2019 年《WHO 分类第 5 版》也以"泌酸腺腺瘤（oxyntic gland adenoma）"和"胃底腺型胃腺癌（gastric adenocarcinoma of fundic-gland type）"这一名称被刊载，在组织病理学上被分类为①胃底腺型腺癌和②胃底腺黏膜型腺癌。作为常规观察（白光）的内镜下特征有 4 种表现：①上皮下 /SMT 样的隆起性病变；②白色或褪色；③扩张的树枝状血管；④在背景黏膜未见萎缩性变化等（**图 1a，b**）。另外，根据颜色和肉眼分型可分为：①白色、隆起型；②发红、隆起型；③白色、平坦 / 凹陷型；④发红、平坦 / 凹陷型。作为 ME-NBI 表现的特征有：①无清晰的 DL；②CO 的开大；③IP 的开大；④缺乏不规则性的微血管。这些表现不是胃底腺型胃癌特有的内镜表现，而是被胃底腺型胃癌的发育环境和发育进展形式所修饰的表现。由于胃底腺型腺癌的表层基本上被非肿瘤性黏膜所覆盖，所以边界不清，有很多难以诊断为癌的病例。但是，由于在常规观察（白光）中，有很多通过颜色和平缓的隆起可以推测边界的病例，因此在实际临床中给人以难以进行范围诊断的病例很少的印象。不过，因为肿瘤边缘多沿着黏膜深层向侧向进展，有必要扩大标记范围或在边界不清时进行 4 点活检。在胃底腺黏膜型腺癌的情况下，由于小凹上皮型的低度异型癌多露出于表层，因此边界清晰，可以诊断为癌的病例较多。但是，根据病例的不同，也有表层癌成分的异型度 / 不规则性非常低，或者由于在表层癌成分和非肿瘤成分混在一起而难以进行边界诊断的病例，需要注意。

作为发生于幽门螺杆菌未感染胃的小凹上皮型胃癌的代表性病例，有白色扁平隆起性病变和树莓样病变。以不显示血管内上皮模式的萎缩和没有肠上皮化生的胃底腺黏膜为背景所发生的呈上皮内血管模式的上皮性肿瘤，由于表面结构的类型明显不同，边界清晰的可能性很大。在树莓样病变的情况下，根据病例的不同，虽然也有在基部伴有白色的小凹上皮细胞的增生性变化的病例，但这种情况下由于表面结构的类型也明显不同，因此边界清晰。

在幽门螺杆菌现症感染 / 既往感染的胃型表型的胃腺癌中有各种各样的类型，虽然在本文中不能全部展示，但也展示了①边界清晰的乳头状腺癌、②边界不清的分化型腺癌和③无法诊断边界的未分化混合型腺癌 3 种类型。关于胃型表型的低度异型分化型胃癌，在本刊第 53 卷第 1 期（2018 年）中被作为特辑出版，本次并没有展示；但滨本等报道，胃型的边界不清病变在 L 区，可以观察到肿瘤表层的微小乳头状结构和小型腺泡状结构的比例大多不到 50%，多为幽门螺杆菌既往感染病例。另外，金光等报道，胃型或胃型为主的纯粹超高分化腺癌的 ME-NBI 表现的特征有 3 点：①与病变周围的背景黏膜相比，病变的 MCE 的宽度较宽（100%）；②呈 VEC pattern 阳性的病例较多（58%）；③呈不规则的微血管结构（irregular MV pattern）（100%），全部病例在 ME-NBI 观察下可以确认 DL。因为即使在常规观察（白光）下边界不清晰，也可以通过 ME-NBI 进行边界诊断，因此笔者认为对于边界不清晰的胃型表型的分化型胃癌，通过 ME-NBI 进行边界诊断是有用的。

乳头状腺癌多呈胃型表型，据知其与低分化腺癌的合并、脉管侵袭和淋巴结转移的概率高。另外，据报道，即使是低度异型也有高恶性度的病例，在其临床处置上需要注意。一般来说，乳头状腺癌多为较高的隆起性病变，与本文中展示的病例一样，在范围诊断上很少有困难，但有时难以评估异型度和浸润深度。

不论是幽门螺杆菌现症感染还是既往感染，均存在边界不清的胃型表型的分化型腺癌，在实际临床中多成为难题。如前所述，胃型表型的低度异型分化型胃癌是其代表，但也存在异型度高的病例。幽门螺杆菌现症感染的边界不清的胃型表型的分化型腺癌像［病例 6］那样呈平坦 / 凹陷型，通过常规观察（白光）很难进行范围诊断，但认为通过 ME-NBI 大多可以看到比较清楚的 DL。一般认为其原因是，即使在组织病理学上肿瘤的异型度高、前缘形成明显、无非肿瘤性上皮的覆盖，但在边界的高度差小，并且在周围的背景黏膜的表面结构类似的情况下，在常规观察（白色光）下范围诊断困难。但是，如果是异型度高的分化型腺癌的话，在 ME-NBI 下根据明显的不规则的微血管结构和表面微结构（irregular vs pattern）可以认为 DL 是清晰的。据报道，幽门螺杆菌除菌后胃癌的特征为：小于 20 mm；具有胃肠混合型表型（胃型为主）；置换性发育型的高分化管状腺癌较多；其细胞异型度是各种各样；内镜下的范围诊断困难，有约 40% 病变的肿瘤边界不清。

作为范围诊断困难的组织病理学原因，据报道有非肿瘤性上皮的覆盖 / 混杂、肿瘤的表层分化、低度异型上皮（epithelium with low-grade atypia，ELA）等。但是，在笔者等的研究中，采用 VSCS 的 ME-NBI，在幽门螺杆菌除菌后胃癌也能够对大多数病例（88.2%）进行范围诊断（确切地追踪病变的全周）。这种胃型为主的低度异型的幽门螺杆菌除菌后胃癌，被认为也包括前面提到的胃型表型的低度异型分化型胃癌，虽然是重复，但笔者等认为，不论是在常规观察（白光）下范围诊断困难的低度异型分化型胃癌还是幽门螺杆菌除菌后胃癌，如果肿瘤露出于表层的话，通过 ME-NBI 的边界诊断是有用的。

综上所述，在胃型的分化型腺癌中，如果除外特殊的癌，即使有癌成分露出于表层，也由于向表层的分化和细胞异型度较低、与背景黏膜之间的高度差小、组织病理学上腺管的形态与背景黏膜类似、非上皮性肿瘤的覆盖 / 混杂（特别是幽门螺杆菌既往感染）等各种原因，预计在内镜下范围诊断困难，但研究结果提示，通过包括 ME-NBI 在内的详细观察有可能进行范围诊断。

结语

在本文中，就显示胃型表型的胃肿瘤中的①胃底腺型腺癌、②胃底腺黏膜型腺癌、③小凹上皮型胃癌（白色扁平隆起、树莓样）、④幽门螺杆菌现症感染 / 既往感染的胃型表型的胃腺癌，以范围诊断为中心进行了研究。可以根据幽门螺杆菌感染状况将上述各种肿瘤进行分类，在考虑背景黏膜的性状的基础上类推各种肿瘤的内镜下特征，有可能实现正确的内镜诊断和范围诊断。但是，在低度异型的胃型表型的胃腺癌中，也存在不少内镜诊断、范围诊断困难的病例，为了捕捉到更细微的内镜表现，有必要进行包括 ME-NBI 在内的非常仔细的观察。若本报道在范围诊断方面能有助于实际临床，笔者将深感荣幸。

参考文献

[1] 九嶋亮治. 胃型形質の低異型度分化型胃腫瘍. 胃と腸 53: 5-8, 2018

[2] 田邉寛, 岩下明德, 池田圭祐, 他. 胃底腺型胃癌の病理組織学的特徴. 胃と腸 50:1469-1479, 2015

[3] 上山浩也, 松本紘平, 池田厚, 他. ピロリ陰性(未感染)胃癌の現状について. 日ヘリコバクター会誌 20:103-111, 2019

[4] 八尾隆史, 椛島章, 上月俊夫, 他. 胃型分化型腺癌―新しい抗体を用いた免疫染色による癌の形質判定. 胃と腸 34: 477-485, 1999

[5] Yao K, Anagnostopoulos GK, Ragunath K. Magnifying endoscopy for diagnosing and delineating early gastric cancer. Endoscopy 41:462-467, 2009

[6] Muto M, Yao K, Kaise M, et al. Magnifying Endoscopy Simple Diagnostic Algorithm for Early Gastric Cancer (MESDA-G). Dig Endosc 28:379-393, 2016

[7] 下田忠和, 藤崎順子, 樫村弘隆, 他. 胃癌の組織型と胃壁内進展形式. 胃と腸 26:1125-1134, 1991

[8] 西倉健, 渡辺英伸, 味岡洋一, 他. 胃型分化型癌の判定基準と病理学的特徴. 胃と腸 34:495-506, 1999

[9] 渡辺英伸, 加藤法導, 渕上忠彦, 他. 微小胃癌からみた胃癌の発育経過―病理形態学的解析. 胃と腸 27:59-67, 1992

[10] 石黒信吾, 谷口春生, 辻直子, 他. 小さな未分化型胃癌の特徴と組織発生. 胃と腸 24:1345-1352, 1989

[11] 馬場保昌, 佐伯友久, 坂本和彦, 他. 胃型の分化型腺癌―臨床診断の立場から. 病理と臨 13:27-36, 1995

[12] 西倉健, 味岡洋一, 渡邉玄, 他. 低異型度分化型癌の病理学的特徴―肉眼像を含めて. 胃と腸 45:1061-1072, 2010

[13] 吉田孝之, 下田忠和, 斎藤敦, 他. 早期胃癌における胃型分化型腺癌の肉眼的特徴とその臨床治療. 胃と腸 34:513-525, 1999

[14] 長浜隆司, 八巻悟郎, 大倉康男, 他. 組織異型が弱く2年7か月経過観察を行った胃型分化型sm胃癌の1例. 胃と腸 38:723-732, 2003

[15] 小野裕之, 近藤仁, 山口肇, 他. 胃型腺癌にEMRを施行した1例. 胃と腸 34:549-553, 1999

[16] 小田一郎, 後藤田卓志, 蓮池典明, 他. 胃型分化型早期胃癌の内視鏡像. 胃と腸 38:684-692, 2003

[17] 上山浩也, 八尾隆史, 永原章仁. 特殊な組織型を呈する早期胃癌―胃底腺型胃癌. 胃と腸 53:753-767, 2018

[18] 日本胃癌学会(編). 胃癌取扱い規約, 第15版. 金原出版, 2017

[19] WHO Classification of Tumours of the Digestive System, 5th edition.Digestive System Tumours. IARC, Lyon, 2019

[20] Ueyama H, Yao T, Nakashima Y, et al. Gastric adenocarcinoma of fundic gland type (chief cell predominant type) proposal for a new entity of gastric adenocarcinoma. Am J Surg Pathol 34: 609-619, 2010

[21] Ueyama H, Matsumoto K, Nagahara A, et al. Gastric adenocarcinoma of the fundic gland type (chief cell predominant type). Endoscopy 46:153-157, 2014

[22] 上山浩也, 松本建史, 永原章仁, 他. 手技の解説―胃底腺型胃癌の診断のコツ. Gastroenterol Endosc 58:1169-1177, 2016

[23] 上山浩也, 八尾隆史, 渡辺純夫. 胃炎と鑑別困難な胃癌―胃底腺型胃癌(内視鏡と病理). 工藤進英, 吉田茂昭(監), 拡大内視鏡研究会(編). 拡大内視鏡―極限に挑む. 日本メディカルセンター, pp 73-79, 2014

[24] 上山浩也, 八尾隆史, 松本健史, 他. 胃底腺型胃癌の臨床的特徴―拡大内視鏡所見を中心に:胃底腺型胃癌のNBI併用拡大内視鏡診断. 胃と腸 50:1533-1547, 2015

[25] 濱本英剛, 村上雄紀, 鈴木雄一郎, 他. 胃型形質の低異型度

[26] 金光高雄, 八尾建史, 高橋晴彦, 他. 胃型形質の純粋超高分化腺癌の拡大内視鏡診断. 胃と腸 53:43-59, 2018

[27] 伊藤栄作, 滝澤登一郎. 分化型胃癌の悪性度―形質発現の点から. 胃と腸 38:701-706, 2003

[28] 堀口慎一郎, 滝澤登一郎, 船田信顕, 他. 粘膜内癌と診断されて内視鏡的に切除されたsm癌で, 追加治療によりリンパ節転移が確認された胃型の分化型腺癌の2症例. 胃と腸 38:739-743, 2003

[29] Nakashima Y, Yao T, Hirahashi M, et al. Nuclear atypia grading score is a useful prognostic factor in papillary gastric adenocarcinoma. Histopathology 59:841-849, 2011

[30] Oya M, Yao T, Nagai E, et al. Metastasizing intramucosal gastric carcinomas. Well differentiated type and proliferative activity using proliferative cell nuclear antigen and Ki-67. Cancer 75: 926-935, 1995

[31] Kobayashi M, Hashimoto S, Nishikura K, et al. Magnifying narrow-band imaging of surface maturation in early differentiated-type gastric cancers after *Helicobacter pylori* eradication. J Gastroenterol 48:1332-1342, 2013

[32] Saka A, Yagi K, Nimura S. Endoscopic and histological features of gastric cancers after successful *Helicobacter pylori* eradication therapy. Gastric Cancer 19:524-530, 2016

[33] Kitamura Y, Ito M, Matsuo T, et al. Characteristic Epithelium with Low-Grade Atypia Appears on the Surface of Gastric Cancer after Successful *Helicobacter pylori* Eradication Therapy. Helicobacter 19:289-295, 2014

[34] Akazawa Y, Ueyama H, Yao T, et al. Usefulness of Demarcation of Differentiated-Type Early Gastric Cancers after *Helicobacter pylori* Eradication by Magnifying Endoscopy with Narrow-Band Imaging. Digestion 98:175-184, 2018

分化型胃癌の通常内視鏡診断―拾い上げ診断. 胃と腸 53: 28-41, 2018

Summary

Gastric Adenocarcinoma of Gastric Phenotype

Hiroya Ueyama[1], Takashi Yao[2],
Noboru Yatagai[1], Hiroyuki Komori,
Yoichi Akazawa, Tsutomu Takeda,
Kohei Matsumoto, Kenshi Matsumoto,
Jun Nakahodo[2], Yuya Yamashiro,
Sho Tsuyama, Takashi Hashimoto[3],
Natsumi Tomita, Shinji Mine,
Yoshiaki Kajiyama, Akihito Nagahara[1]

Gastric adenocarcinoma of gastric phenotype is classified into GAFG (gastric adenocarcinoma of fundic gland type), GAFGM (gastric adenocarcinoma of fundic gland mucosal type), gastric adenocarcinoma of foveolar type (whitish, flatly elevated type ; raspberry shape type), and gastric adenocarcinoma of gastric phenotype with H. pylori (Helicobacter pylori) infection. We observed that gastric adenocarcinoma of gastric phenotype exhibited some peculiar endoscopic and demarcation findings. For instance, GAFG and mixed type of differentiated and undifferentiated gastric adenocarcinoma with H. pylori infection, in which the cancer had not spread to the superficial mucosal layer, were not demarcated clearly either by WLI (white light image) or ME-NBI (magnifying endoscopy with narrow-band imaging). In contrast, GAFGM, gastric adenocarcinoma of foveolar type, and differentiated type gastric adenocarcinoma with H. pylori infection, in which the cancer had spread to the superficial mucosal layer, were clearly demarcated by both WLI and ME-NBI. We could classify the endoscopic features of gastric adenocarcinoma of gastric phenotype according to *H. pylori* infection status. It is necessary to evaluate and assess the endoscopic characteristics of each tumor, including the type of background mucosa, for precise endoscopic diagnosis and demarcation of gastric adenocarcinoma of gastric phenotype.

[1] Department of Gastroenterology, Juntendo University, School of Medicine, Tokyo

[2] Department of Human Pathology, Juntendo University, School of Medicine, Tokyo

[3] Department of Esophageal and Gastroenterological Surgery, Juntendo University, School of Medicine, Tokyo

早期胃癌的范围诊断——范围诊断困难的病例及其临床的应对

溃疡瘢痕并存胃癌

齐藤 宏章 [1]

平泽 大

松田 知己

中堀 昌人

奥园 彻

铃木 宪次郎

阿部 洋子

五十岚 公洋

名和田 义高

田中 由佳里

海野 修平

田中 一平

井上 薪

伊藤 聪司

友兼 正太郎

长南 明道 [2]

摘要● 在早期胃癌的诊断和治疗上，病变的范围诊断很重要，而在临床上对溃疡瘢痕（UL）并存病变的范围诊断看来很难。在本文中，回顾性研究了UL并存病变的形态特征。以2018年8月—2019年8月间在本院施行ESD，并判断为UL并存的病变为研究对象。将病变形状为类圆形的分类为规则、边缘呈突起状扩展的病变，而将在瘢痕上见有多个病变的分类为不规则/断裂的病变。作为分析对象的14例中，呈不规则病变的有7例（50.0%），其中有5例（35.7%）难以全周性追踪病变的边界。在不规则/断裂病变的病例中，2例为多发性病变。由于UL并存病变以高比例呈不规则形，很多病例难以评估病变的范围，因此认为对于范围诊断需要给予充分的注意。

关键词 溃疡瘢痕（UL） 早期胃癌 范围诊断

[1] 仙台厚生病院消化器内科 〒980-0873 仙台市青葉区広瀬町4-15
　　E-mail: h.saito0515@sendai-kousei-hospital.jp
[2] 仙石病院内科

前言

在早期胃癌的诊断和治疗上，病变的范围诊断很重要。近年来，随着内镜设备和诊断学的发展，早期胃癌的正确的范围诊断已成为可能，但仍存在难以诊断的病例。通过内镜检查进行溃疡瘢痕（UL）并存的早期胃癌的范围诊断对于内镜治疗适应证的判断非常重要，但在实际临床中经常会遇到UL并存病变难以进行范围诊断的病例。可以想象，这些病例在UL形成的过程中，使病变的范围诊断变得困难。关于UL并存病变是否对范围诊断产生影响，至今没有被进行过详细的研究。此次笔者等利用本院的病例回顾性研究了UL并存的早期胃癌的形态特征。

方法

2018 年 8 月 — 2019 年 8 月期间在本院施行了内镜黏膜下剥离术（endoscopic submucosal dissection, ESD）的早期胃癌患者中，以判断为UL并存的病变为研究对象。在本院，原则上是对ESD施行对象的全部病变，在治疗前施行白光成像（white light imaging, WLI）、窄带成像（narrow band imaging, NBI）以及NBI放大观

	全体（*n*=14）	规则（*n*=7）	不规则/断裂（*n*=7）	*P*值*
平均最大肿瘤径（标准差）	25.4（19.2）mm	22.0（23.0）mm	28.9（15.7）mm	0.527
平均标本径（标准差）	42.5（13.6）mm	42.1（17.3）mm	42.9（9.9）mm	0.926
浸润深度				
M	11（78.6%）	4（57.1%）	7（100%）	
SM1	2（14.3%）	2（28.6%）	0（0%）	0.148
SM2	1（7.1%）	1（14.3%）	0（0%）	
组织分型				
分化型	11（78.6%）	5（71.4%）	6（85.7%）	
未分化型	1（7.1%）	1（14.3%）	0（0%）	0.580
混合型	2（14.3%）	1（14.3%）	1（14.3%）	
水平断端阳性	1（7.1%）	0（0%）	1（14.3%）	0.299
追加外科切除	2（14.3%）	2（28.6%）	0（0%）	0.127
边界判定困难	5（35.7%）	1（14.3%）	4（57.1%）	0.094

*：类变量采用χ^2检验、连续变量采用t检验计算出*P*值。

察、超声内镜检查（endoscopic ultrasonography，EUS）。以对象病变的ESD后的伸展标本和通过最终病理评价的对比为基础，由具有内镜专门医师资格的经验丰富的医生（D.H.）将全部病变的形状分为规则或不规则/断裂进行了评价。关于病变的形状，将类圆形的定义为规则、病变的边缘呈突起状扩展的病变，而将在瘢痕上见有多发性癌的定义为不规则/断裂的病变。另外，以术前的内镜观察为基础，将在NBI放大观察中难以判断病变边界、难以全周性清晰地追踪病变边界的病变作为边界判定困难病例挑选出来。

结果

研究期间施行了372个病变的ESD，其中的14例（3.8%）为分析对象。14例的平均最大肿瘤径（标准差）为25.4（19.2）mm，浸润深度为黏膜内11例、黏膜下层3例（其中SM1 2例、SM2 1例）。水平断端阳性为1例（7.1%）。ESD治疗后，在2例（14.3%）进行了外科追加切除。在全部病变中，病变形态不规则的有7例（50.0%），有5例（35.7%）难以判断边界。在被判断为不规则的病变中，2例为多发性病变，可以观察到病变的断裂（**表1**）。

病例

[**病例1**] 0-Ⅱb型，不规则形。60多岁，男性。

在胃体中部小弯处见有发红、边界不清的0-Ⅱb病变。在WLI中边界不清，认为在病变中央部分（**图1a**，黄色箭头所指）可能是白色溃疡瘢痕。通过NBI观察，可以辨识肛门侧的边界（**图1b**），但是难以追踪病变全周的边界。在EUS中，肿瘤作为以第1、第2层为主体的低回声区被扫查出来，在病变中央部见有第3层的断裂和第4层的抬高（**图1c**）。诊断为具有提示UL表现的、约30 mm大小的分化型癌，就治疗适应证问题在与患者商量后施行了ESD。在施行ESD的过程中，在病变的正下方见有纤维化，在切除时使用了S-O夹（**图1d**）。

切除后的ESD标本的结晶紫（crystal violet）染色像如**图1e**所示。上部为口腔侧，在黄线部分见有高分化型管状腺癌。病变的形状不规则。黄色箭头所指的切片的组织病理像如**图1f**所示。在绿框部（**图1g**）见有UL形成。最终病理诊断为：0-Ⅱb型，40 mm×20 mm，

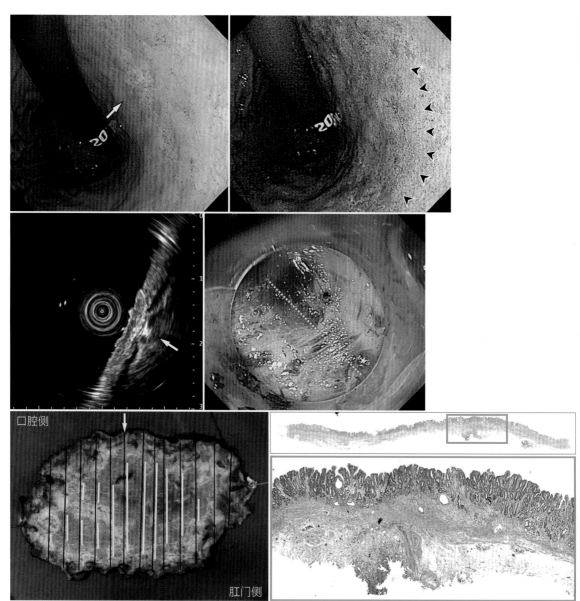

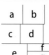

图1 ［病例1］

a WLI像。病变作为发红的平坦病变被辨识，但是通过WLI难以进行病变的范围诊断。黄色箭头所指处被认为有可能是瘢痕。

b NBI像。病变在绿色的背景黏膜内作为棕褐色的区域被辨识。肛门侧的边界比较清晰（黑色箭头所指），但在后壁侧和口腔侧的边界很难判定。

c EUS像（20MHz）。肿瘤作为以第1、第2层为主体的低回声区被扫查出来。在病变正下方，第3层呈尖细状收窄、中断（黄色箭头所指）。

d ESD时的黏膜下层露出像。见有纤维化，使用S–O夹进行牵拉，将黄色虚线部分作为剥离线进行切开。

e 切除后的ESD标本的结晶紫染色像。在黄线部分见有肿瘤。

f e的黄色箭头所指切片的剖面像。

g f的UL部分（绿框部分）放大像。见有黏膜肌层断裂、纤维化。

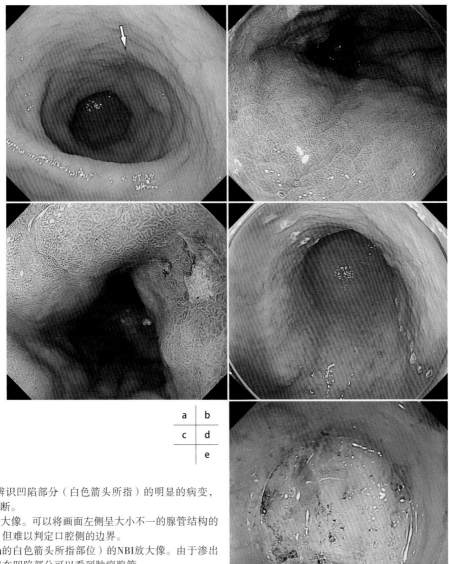

a	b
c	d
	e

图2 ［病例2］

a WLI像。虽然可以辨识凹陷部分（白色箭头所指部位）的明显的病变，但边界通过WLI很难判断。

b 小弯侧的NBI低倍放大像。可以将画面左侧呈大小不一的腺管结构的部分确定为肿瘤部位，但难以判定口腔侧的边界。

c 病变的凹陷部分（a的白色箭头所指部位）的NBI放大像。由于渗出物的附着难以分辨，但在凹陷部分可以看到肿瘤腺管。

d 治疗前标记。

e 在施行ESD的过程中，在病变的凹陷部分的正下方见有纤维化。图像左侧为标本侧，右侧为肌层侧。

tub1，pT1a（M），Ly0，V0，HM0，VM0，UL1。此后进行随访观察。

［病例2］　0-Ⅱc型，边界判定困难，不规则/断裂病例。70多岁，女性。

见有从胃体中部扩展到胃体下部小弯至后壁的、与背景黏膜同色、50 mm大小的0-Ⅱc型病变。通过WLI虽然见有凹陷明显的区域和隆起部分，但病变范围的确定极其困难（**图2a**）。在NBI观察中，病变部位与背景相比为稍深的棕褐色区域，尽管可辨识呈大小不同的腺管结构，但仍难以划出全周性的清晰的边界（**图2b,c**）。在EUS中，肿瘤的大部分保持着3层结构，诊断为50 mm大小的分化型黏膜内癌，进行了治疗。在施行ESD中，在病变中心正下方见有纤维化，用S-O夹牵引进行了切除（**图2d,e**）。

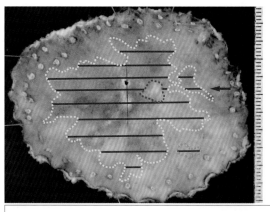

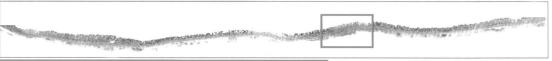

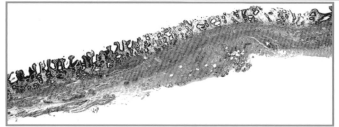

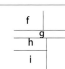

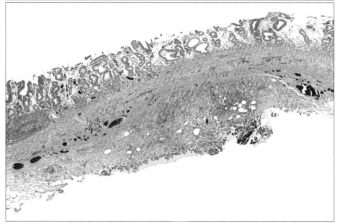

图2（续）[病例2]

f~i 通过与ESD标本的组织病理像的对比，以及根据表面结构推定的肿瘤范围（黄色虚线内）。

f 上方是口侧。在病变中央可见标本伸展时的撕裂；在其右侧可见溃疡瘢痕。在紫色虚线的范围内未见病变；在蓝色虚线内见有与主病变孤立的病变。

g 病变的UL形成部分的切片（f，红色箭头所指）的组织病理像。在绿框部（h，HE染色放大像；i，desmin染色像）见有UL形成，见有黏膜下层的纤维化。

切除后的ESD标本的结晶紫染色像如**图2f**所示。上侧为口腔侧，在黄色虚线内见有高分化型管状腺癌。在中心部分（红色箭头所指）见有黏膜肌层的断裂和黏膜下层的纤维化（**图2g～i**）。病变在多处断裂，边缘的形状不规则。最终病理诊断为：0-Ⅱc型，55mm×40mm，tub1，pT1a（M），Ly0，V0，HM0，VM0，UL1。

[**病例3**] 0-Ⅱc型，不规则/断裂病例。60多岁，男性。

因腹痛，在之前的医院施行了内镜检查，被诊断为胃溃疡。由于在自溃疡边缘取材的活检中为Group 1，因此给予质子泵抑制剂（proton pump inhibitor, PPI），进行了随访观察。由于在半年后的随访观察性上消化道内镜检查（esophagogastroduodenoscopy, EGD）中，自UL形成部分取材的活检结果为Group 5，被介绍到本科室就诊。在本院的内镜检查中，在UL形成部分的周围见有4处小凹陷（**图3a**）。

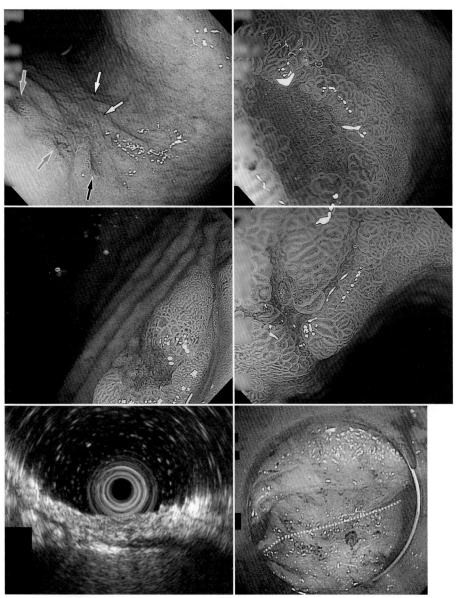

a	b
c	d
e	f

图3 [病例3]

a 病变部位的WLI像。在黄色箭头所指处见有UL。在其周围的4处（黑色、绿色、蓝色、白色箭头所指处）见有小凹陷。

b a的黑色箭头所指处的NBI放大像。凹陷内呈小型、不规则的绒毛结构，诊断为7 mm大小的黏膜内癌，为分化型腺癌，0-Ⅱc型。

c a的绿色箭头所指处的NBI放大像。为略小于5 mm、边界清晰的凹陷性病变，诊断为黏膜内癌，为分化型腺癌，0-Ⅱc型。

d a的白色箭头所指处的NBI放大像。为5 mm大小、边界清晰的不规则形凹陷性病变，诊断为黏膜内癌，为分化型腺癌，0-Ⅱc型。

e 病变中心部位的EUS像（20 MHz像）。第三层呈广泛性断裂。

f ESD时黏膜下层的内镜像。黄色虚线相当于剥离线；画面上方为肌层。无法确定黏膜下层，见有高度纤维化。

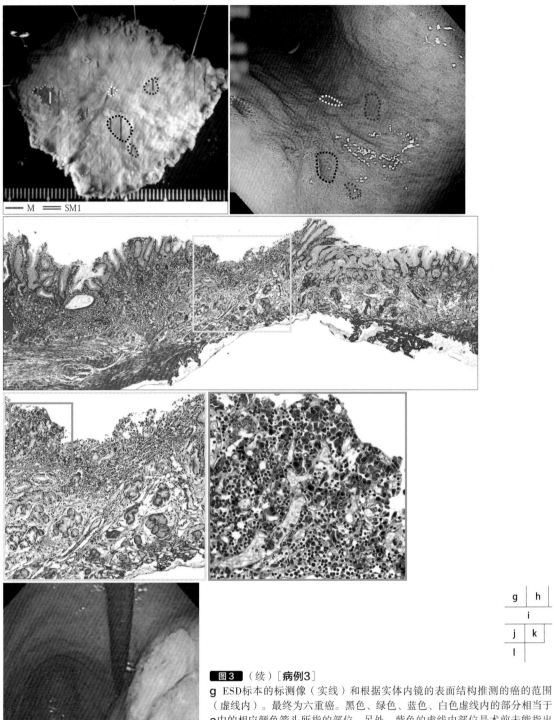

g	h
i	
j	k
l	

图3 （续）［**病例3**］

g ESD标本的标测像（实线）和根据实体内镜的表面结构推测的癌的范围（虚线内）。最终为六重癌。黑色、绿色、蓝色、白色虚线内的部分相当于 a 中的相应颜色箭头所指的部位。另外，紫色的虚线内部位是术前未能指出的病变。

h 与内镜像（a）的一一对应。每一种颜色相当于g的虚线。

i~k 组织病理像（j，i的黄框部放大像；k，j的绿框部放大像）。可以观察到高度的纤维化和炎性细胞浸润。

l 在前一医院初诊时（ESD的8个月前）的内镜像。在病变部位可以观察到深陷的溃疡。

当对每个凹陷处进行 NBI 放大观察时，发现为 5 ~ 10mm 的边界清晰的凹陷性病变，均诊断为黏膜内癌（**图 3b ~ d**）。在 EUS 中第三层呈广泛性断裂，诊断为 UI–IIIS 型 UL 并存病变（**图 3e**）。最终诊断为 UL 并存的小于 10 mm 的 4 个黏膜内癌，均评估为胃癌治疗指南中的适应证扩大病变，施行了 ESD。ESD 时见黏膜下层的高度纤维化（**图 3f**），用一次性黏膜切开刀（Hookknife）一并切除了。

ESD 标本为 55 mm 大小，在病变部见有 6 个早期癌（**图 3g**）。最终诊断均为高分化型腺癌（tub1），脉管侵袭阴性，切除断端（侧向 / 深部均为）阴性，UL 并存，浸润深度有 5 个为黏膜内、1 个为黏膜下层（SM1）（肿瘤径全部为 10 mm 以下）。全部病变均被评估为胃癌治疗指南中的适应证扩大治愈切除。组织病理像和内镜像的对比如**图 3h** 所示；2 个黏膜内癌在术前未能诊断。在 UL 部分见有高度纤维化和炎性细胞浸润（**图 3i ~ k**）。

在治疗后调取的在前一医院初诊时的内镜像中，发现在病变部有深陷的溃疡（**图 3l**）。

是在溃疡瘢痕的周围存在有 6 个癌的病变，按现行的标准诊断为 UL1 的六重癌，但从临床经过推测，笔者认为该病例是 20 mm 以上的大癌经过反复形成溃疡和再生，恶性循环（malignant cycle）之中在癌断裂的状态下进行了诊断和治疗的病例。另外，对患者说明了以上要点，进行了严格的随访观察，为术后 5 年以上无复发生存。

讨论

在本研究中，伴有 UL 的早期胃癌以 50% 的高比例呈不规则形，存在许多对于治疗范围的推定所需的病变范围难以评估的病例。

ESD 对于早期胃癌具有较高的完全切除率，是一种很好的治疗方法，这一点毋庸多说，但另一方面，可以发生一定比例的在组织病理学上的断端阳性。据知，特别是使水平断端阴性切除困难的主要因素是 U 区和超过 30 mm 的大病变以及 UL 并存，这些除了技术上的难易度外，一般认为也受到详细观察难度的影响。在这些主要因素方面，本次的研究结果支持在 UL 并存病例可能难以进行事前的范围诊断。在进行早期胃癌的范围诊断上，NBI 放大观察是有用的，但在进行 NBI 放大观察时，肿瘤部和非肿瘤部的边界是根据与背景黏膜之间的表面结构或微血管像的不同来判断的。在治疗前进行详细地观察和评估之后，才能决定应该切除的肿瘤范围。在实际临床工作中，在肿瘤形状走行、夹杂正常黏膜而病变的边缘很难追踪、背景黏膜的炎症表现严重、与肿瘤内部的差异不明显、病变大范围扩展等情况下，也会遇到术前很难决定正确的病变范围的病例。在这些病例，大多需要在治疗前进行色素喷洒、使患者预先内服 PPI 等处置，以进行病变范围的评估。

UL 并存早期胃癌（0–IIc + ULs）被认为是恶性循环中溃疡形成瘢痕化的阶段。笔者认为，如在本次的研究中显示的、病变形状的不规则和断裂就是归结于这种恶性循环的结果。也就是说，在反复形成溃疡和瘢痕化的病变，应该考虑到在病变的边界附近有可能发现其他病变，以及病变的边界判断有可能变得困难。

在笔者等对 UL 并存病例的研究中没有发现割裂切除的病例。这反映了近年来内镜新设备的应用和术者技术的提高。在围绕 ESD 的这种情况下，术前的范围诊断就变得更为重要。遗憾的是，笔者经治了 1 例水平断端阳性病例，切身体会到了范围诊断的难度和重要性。特别是在 UL 并存病例中，病变多呈不规则的形态，也可以观察到断裂样的病例等，或许事先就知道病变的范围难以诊断可能有助于防止出现不必要的断端阳性病例。有通过 WLI 根据皱襞的集中和胃的形状变化得以诊断 UL 并存的病例，另一方面也有不少是在内镜治疗中通过发现黏膜下层的纤维化而开始注意到 UL 存在的病例。笔者认为，通过在治疗前的检查中纳入 EUS，时刻注意溃疡瘢痕形成的可能性进行检查也是一种有效的方法。

笔者等的研究表明，在 UL 并存的早期胃癌有必要充分注意范围诊断；但另一方面，本研究的对象病例数较少，未能进行充分的分析，应该进行进一步的病例积累，以阐明 UL 并存早期胃癌的特征和诊断方面的相关问题。

参考文献

[1] 日本胃癌学会(編). 胃癌治療ガイドライン, 第5版, 2018

[2] Hirasawa K, Kokawa A, Oka H, et al. Risk assessment chart for curability of early gastric cancer with endoscopic submucosal dissection. Gastrointest Endosc 74:1268-1275, 2011

[3] Numata N, Oka S, Tanaka S, et al. Risk factors and management of positive horizontal margin in early gastric cancer resected by en bloc endoscopic submucosal dissection. Gastric Cancer 18:332-338, 2015

[4] 小野尚子, 加藤元嗣, 津田桃子, 他. 早期胃癌の診断—NBI拡大観察でどこまで診断可能か. 消内視鏡 28:414-419, 2016

[5] 赤松泰次. 悪性サイクル(malignant cycle). 胃と腸 52:612, 2017

Summary

Determination of the Extent of Early Gastric Cancer with Ulcer Scars

Hiroaki Saito[1], Dai Hirasawa,
Tomoki Matsuda, Masato Nakahori,
Toru Okuzono, Kenjiro Suzuki,
Yoko Abe, Kimihiro Igarashi,
Yoshitaka Nawata, Yukari Tanaka,
Shuhei Unno, Ippei Tanaka,
Shin Inoue, Souji Ito,
Shotaro Tomokane, Akimichi Chonan[2]

Determination of the extent of the lesion is important in the diagnosis and treatment of early gastric cancer. However, it is sometimes difficult to determine the extent of lesions with ulcer scars (ULs) clinically. We retrospectively investigated the morphological features of UL. Lesions identified as UL by ESD in our hospital from August 2018 to August 2019 were included. Lesions with a round shape were classified as regular, whereas multiple lesions on scars with protruding margins were classified as irregular or divided. Of 14 cases included in this analysis, 7 (50%) were found to be irregular and 5 (35.7%) showed difficulty following the lesion boundaries circumferentially. Two of the irregularities involved multiple lesions. ULs are often irregularly shaped, and it is difficult to evaluate the extent of lesions in many cases. Therefore, it is necessary to pay sufficient attention to the extent of lesions in the diagnosis.

[1]Department of Gastroenterology, Sendai Kousei Hospital, Sendai, Japan

[2]Senseki Hospital, Higashimatsushima, Japan

牵手型 / 横向进展型胃癌的病理学新见解

六反 启文 [1]　　　牛久 哲男 [1]、[2]

[1] 東京大学医学部附属病院病理部
　〒 113–8655 東京都文京区本郷 7 丁目 3–1
　E-mail : usikut–tky@umin.ac.jp
[2] 東京大学大学院医学系研究科人体病理学・
　病理診断学

关键词　　牵手型胃癌　横向进展型胃癌　弥漫型胃癌

前言

　　所谓的牵手型胃癌是一种低异型度的分化型腺癌，它由类似于肠上皮化生、缺乏细胞异型的腺管构成，恰恰就像肿瘤腺管之间牵着手一样以"手牵手"型吻合为代表，表现出特征性的结构异型。特异性的肿瘤腺管结构被比喻成字母的形状，有时也被称为"WHYX lesion"。由于大部分病例位于黏膜内，尤其是以增殖带的高度为中心向水平方向爬行样进展的病例，因此也被称为"横向进展型胃癌"，基本上作为同义词被使用。

　　由于是与肠上皮化生类似的低异型度癌，活检难以明确诊断的病例并不少见；笔者也遇见过相关病例且在内镜检查中存在范围诊断困难的病例。认识到存在有这样的胃癌，了解其特征是很重要的。

　　近年来，随着胃癌基因组研究的进步，关于牵手型胃癌的基因异常也开始被阐明了一部分。这些理论的阐明对牵手型癌的病理和探讨治疗策略上是非常重要的，将在后半部分进行介绍。

临床表现

　　牵手型胃癌通常是作为黏膜内病变被发现。随着内镜诊断技术的进步，牵手型胃癌近年来被诊断的机会呈增加趋势，占早期癌的 1.7% ~ 2.9%。通常呈现低异型度的分化型腺癌增殖缓慢，笔者也曾遇见过经过数年的随访观察内镜像也几乎没有变化的病例。另一方面，一部分病例经过去分化和向高异型度腺癌转化，从而转变为高恶性度腺癌。Okamoto 等的报道称，在约 60% 的牵手癌可以观察到向低分化癌（印戒细胞癌、非充实型低分化腺癌）的转化。据报道，内镜像为 0- Ⅱc 型或 0- Ⅱc 为主型（0- Ⅱc + Ⅱa，0- Ⅱc + Ⅱb）的占 84% ~ 89%，其中 22% ~ 48% 伴有溃疡瘢痕。在呈横向扩展型的病例，有时表层被非肿瘤性上皮所覆盖，有不少在内镜下范围诊断困难的病例（**图 1**）。

组织病理表现

　　牵手型胃癌由酷似于肠上皮化生的低度异型腺管构成，虽然有不少病例活检诊断困难（**图 2**），但以腺管排列紊乱和蛇行、分支、牵手

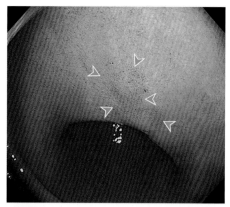

图1 呈典型组织病理像的牵手型胃癌病例的内镜像。为边界略不清晰的0–Ⅱc型病变（蓝色箭头所指处）。

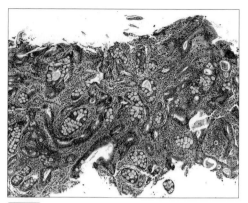

图2 牵手型胃癌的活检组织病理像。虽然腺管排列的紊乱和结构异型很明显，但由于细胞异型度很低，因此有时诊断很困难。

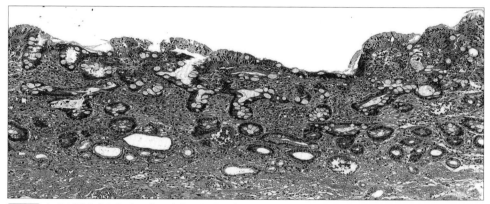

图3 牵手型胃癌的组织病理像。内镜下切除的病例。呈现缺乏异型的肠上皮化生型腺管像牵手样吻合的特征性的组织像。

型吻合、囊肿状扩张、尖锐腺管、出芽样腺管、有时出现印戒细胞等特征性的结构异常而被诊断（**图3**）。

　　如前所述，牵手型胃癌的一部分为低分化型癌，尤其是呈现出向印戒细胞癌的变化，引起转移或进展为弥漫型胃癌（**图4**）。Okamoto等以25例早期癌病例为对象，分析了黏膜下浸润和淋巴结转移的预测因子。结果表明，在Ki-67阳性细胞占黏膜内50%以上的组别中，黏膜下浸润病例显著性增多，且仅在该组可以观察到淋巴结转移。另外，在笔者21例的研究中，仅在黏液表型为胃肠混合型的病例可以观察到低分化癌成分（印戒细胞癌）的出现，而在黏液表型为纯粹肠型的病例则未见低分化癌

成分的出现，提示了胃肠混合型黏液表型与高恶性度表型之间的相关性。

基因组异常

　　牵手型胃癌虽然是低度异型分化型胃癌，但是不存在分化型胃癌中比较常见的HER2过表达和PTEN表达缺失，MET过表达和p53突变的发生率也比通常的分化型胃癌明显降低。另外，也未见与错配修复异常或Epstein-Barr病毒之间的相关性，关于这种癌的基因异常几乎没有被阐明。

　　然而，最近Hashimoto等对44例黏膜内牵手型胃癌的研究中，发现在其半数（22/44）可观察到RHOA基因突变，被认为是这种癌

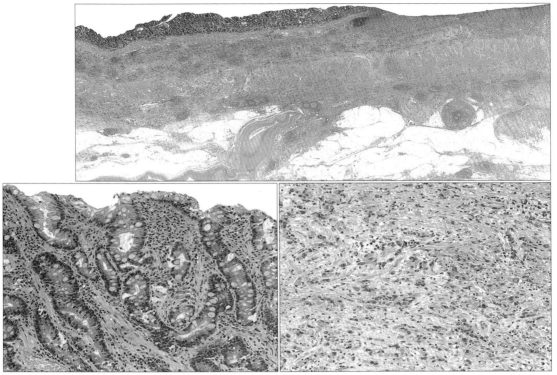

图4 从牵手型胃癌向弥漫型胃癌转化。

a 低倍放大像。为边界模糊、全层性浸润的弥漫型胃癌。

b 黏膜内病变呈牵手型胃癌的表现。

c 在深部浸润区呈孤立、条索状浸润的弥漫型胃癌。

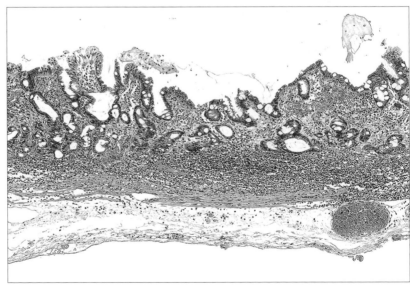

图5 *RHOA*突变阳性的牵手型胃癌的组织病理像。可观察到以黏膜深部为主体形成牵手型吻合的低度异型的腺管增殖。

代表性地驱动突变（**图5**）。*RHOA* 突变作为弥漫性胃癌的特征性驱动突变，在 2014 年由 Kakiuchi 等首次报道，Wang 等和肿瘤基因图谱数据库（Cancer Genome Atlas Research Network）也重现出了同样的结果。另外，牵手型胃癌和弥漫型胃癌的 *RHOA* 突变热点（R5Q/W、G17E 和 Y42C）一致这一点也被确认。除了 *RHOA* 突变之外，*CLDN18–ARHGAPs* 融合基因也作为弥漫型胃癌的特征性的新基因异常被发现。令人感兴趣的是，在 Hashimoto 等的研究中，这种融合基因也在约 7%（3/44）的牵手型胃癌中被检出。另一方面，在弥漫型胃癌中比较多见的 *CDH1* 突变和 *TP53* 突变在牵手型胃癌中几乎未被发现。根据这些事实，笔者认为 *RHOA* 突变或 *CLDN18–ARHGAPs* 异常融合的弥漫型胃癌中包括了一组源于牵手型胃癌的弥漫型胃癌。

结语

作为牵手型胃癌的代表性驱动分子事件，*RHOA* 突变和 *CLDN18–ARHGAPs* 融合基因在近年来被相关研究报道。尽管这种癌是分化型胃癌，但从基因异常这一点来看，发现其具有未分化型（弥漫型）胃癌的本质。虽然过去就已经知道牵手型胃癌的一部分会出现印戒细胞，而对于这种现象，从基因组异常这一点也提供了令人信服的新见解。今后的课题有必要阐明以下问题：①从 *RHOA* 突变和 *CLDN18–*ARHGAPs* 异位融合的牵手型胃癌向弥漫型胃癌转化的风险及与其相关的基因组异常是什么？②在牵手型胃癌中，有近 4 成不具有 *RHOA* 和 *CLDN18–ARHGAPs* 分子异常，而这些牵手型胃癌具有什么样的基因组异常？并且具有什么样的特征？我们期待着今后进一步揭示"牵手型胃癌——弥漫型胃癌"途径中基因组异常的全貌。

参考文献

[1] Okamoto N, Kawachi H, Yoshida T, et al. "Crawling-type" adenocarcinoma of the stomach：a distinct entity preceding poorly differentiated adenocarcinoma. Gastric Cancer 16:220-232, 2013

[2] Ushiku T, Arnason T, Ban S, et al. Very well-differentiated gastric carcinoma of intestinal type：analysis of diagnostic criteria. Mod Pathol 26:1620-1631, 2013

[3] Kang KJ, Kim KM, Kim JJ, et al. Gastric extremely well-differentiated intestinal-type adenocarcinoma：a challenging lesion to achieve complete endoscopic resection. Endoscopy 44:949-952, 2012

[4] Woo HY, Bae YS, Kim JH, et al. Distinct expression profile of key molecules in crawling-type early gastric carcinoma. Gastric Cancer 20:612-619, 2017

[5] Hashimoto T, Ogawa R, Tang TY, et al. RHOA mutations and CLDN18-ARHGAP fusions in intestinal-type adenocarcinoma with anastomosing glands of the stomach. Mod Pathol 32:568-575, 2019

[6] Kakiuchi M, Nishizawa T, Ueda H, et al. Recurrent gain-of-function mutations of RHOA in diffuse-type gastric carcinoma. Nat Genet 46:583-587, 2014

[7] Wang K, Yuen ST, Xu J, et al. Whole-genome sequencing and comprehensive molecular profiling identify new driver mutations in gastric cancer. Nat Genet 46:573-582, 2014

[8] Cancer Genome Atlas Research Network. Comprehensive molecular characterization of gastric adenocarcinoma. Nature 513:202-209, 2014

利用 AI 进行早期胃癌诊断的最前沿

金坂 卓[1]

上堂 文也

石原 立

摘要●近年来，利用人工智能（artificial intelligence, AI）的内镜诊断受到人们的关注。在利用AI的胃癌的常规内镜诊断方面，有关于病变存在的诊断和浸润深度诊断的报道，前者的灵敏度为92.2%，阳性预测率为30.6%；后者的曲线下面积（area under the curve, AUC）为0.851，甚至显示可能优于超声内镜检查。另一方面，在利用AI的胃癌的放大内镜诊断方面，在小凹陷型胃病变的鉴别诊断上，灵敏度为96.7%，特异性为95%，正确诊断率为96.3%，与非熟练医生相比，灵敏度、特异性和正确诊断率显著提高。范围诊断能力方面，报道的灵敏度为65.5%，特异性为80.8%，正确诊断率为73.8%。

关键词 胃癌 常规内镜 放大内镜 浸润深度诊断 人工智能（AI）

[1] 大阪国际がんセンター消化管内科 〒541-8567 大阪市中央区大手前3丁目1-69
E-mail : takashikanesaka@gmail.com

前言

近年来，在各个领域人工智能（artificial intelligence, AI）均受到人们的关注，关于内镜诊断的报道也在增加。在本文中将阐述利用 AI 进行早期胃癌的内镜诊断的有效性和局限性。

术语的说明

笔者认为在理解 AI 的基础上以事先了解为宜的术语如下所示。

1.计算机辅助诊断（CAD）

计算机辅助诊断（computer-aided diagnosis, CAD）是指利用计算机信息处理技术对图像信息进行定量化及分析，并将其结果用于图像诊断的方法。说到底，最终做出决定的还是医生，CAD 是处于提供其判断材料的位置。CAD 的主要功能有两个：一个是候选病变的标记，另一个是良恶性鉴别的定量指标。CAD 的目的是提高诊断的精度或速度。

2.人工智能（AI）

AI 是指在计算机上实现人类智慧能力的系统。AI 除被用于分析图像数据、检测并提取特征性表现的图像识别外，还被应用于自然语言处理和模仿专家的判断等。

3.机器学习（machine learning）

机器学习是指通过计算机实现与人类进行的学习相同功能的技术或方法（技法），被分为"有教师的学习""无教师的学习""强化学习"等。在内镜诊断中所利用的机器学习的大多数需要事先标记内镜表现，相当于"有教师的学习"；另一方面，将不需要标记的称为"无教师的学习"。

表1 利用AI的胃癌的内镜诊断

文献序号	著者	刊载年	内镜的种类	研究内容
1	Kubota K等	2012	常规内镜	浸润深度诊断
2	Miyaki R等	2013	FICE放大内镜	癌/非癌的鉴别
3	Miyaki R等	2015	BLI放大内镜	癌/非癌的鉴别
4	Kanesaka T等	2018	NBI放大内镜	癌/非癌的鉴别
5	Ali H等	2018	色素内镜	癌/非癌的鉴别
6	Hirasawa T等	2018	常规内镜	癌的存在诊断
7	Zhu Y等	2019	常规内镜	浸润深度诊断
8	Li L等	2019	NBI放大内镜	癌/非癌的鉴别
9	Yoon HJ等	2019	常规内镜	癌的存在诊断和浸润深度诊断

FICE：flexible spectral imaging color enhancement，智能分光比色增强内镜技术；BLI：blue laser imaging，蓝激光成像；NBI：narrow band imaging，窄带成像。

AI技术包括神经网络（neural network）和支持向量机（support vector machine）等。特别是前者，是从人脑的结构中获得的灵感，是为了在计算机上表现大脑功能的某些特性而制作的数学模型。除组合2层神经元的感知机（perceptron）（1958年）、组合3层神经元的反向传播（back propagation）（1986年）外，2006年开始使用组合4层以上神经元的深度学习（deep learning）。

利用AI的胃癌的内镜诊断

将关于利用AI进行胃癌的内镜诊断的相关报道（英文，原著）汇总于**表1**中。2012年，Kubota等报道了利用AI的胃癌的浸润深度诊断结果；2013年和2015年，Miyaki等分别报道了利用智能分光比色增强内镜技术（flexible spectral imaging color enhancement，FICE）和蓝激光成像技术（blue laser imaging，BLI）的胃癌的鉴别诊断结果。此后，报道文献数在2018年为3篇，至2019年8月就已经增加到3篇。

在截至2018年左右的论文中多使用"CAD"一词，但最近则使用"AI"一词。在技术方面，在最近的研究中是以深度学习为主流。在评价内容方面，胃癌的存在诊断2篇，癌/非癌的鉴别诊断5篇，浸润深度诊断3篇。研究对象的内镜系统为常规内镜4篇，色素内镜1篇，图像增强内镜4篇。

利用AI的常规内镜诊断

利用AI的常规内镜诊断分为胃癌的存在诊断和浸润深度诊断。Hirasawa等针对2296张常规内镜图像评价了胃癌的存在诊断能力。其结果，77个胃癌病变中有71个病变能够辨识为癌（灵敏度92.2%）；161个非癌病变被错误辨识为癌（阳性预测率30.6%）。分析全部图像所需的时间为47秒。阳性预测率与利用常规内镜的胃肿瘤的阳性预测率3.2%～5.6%相比，被认为是非常好的结果。

根据Yoon等的报道，与黏膜内癌相比，利用AI更容易发现黏膜下浸润癌（比值比5.9）；与肿瘤径小于14 mm的病变相比，利用AI更容易发现14 mm以上的病变（比值比3.7）。另外，在浸润深度诊断方面，曲线下面积（area under the curve，AUC）为0.851，显示利用AI可能比超声内镜检查（endoscopic ultrasonography，EUS）的效果更好。但是，也发现了未分化型癌与分化型癌相比，AI的浸润深度诊断能力明显下降这一问题（比值比0.5）。

利用AI的放大内镜诊断

关于利用AI的放大内镜诊断的报道，FICE为1篇，BLI为1篇，窄带成像（narrow band

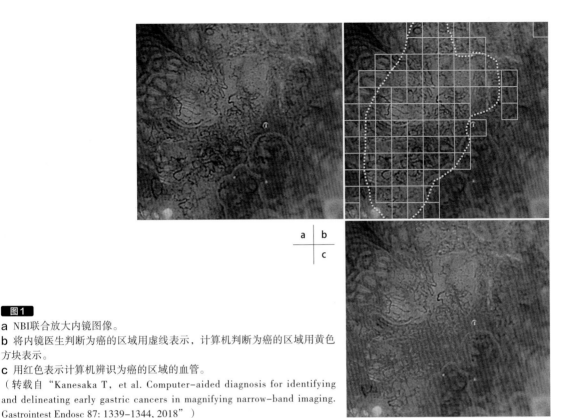

图1
a NBI联合放大内镜图像。
b 将内镜医生判断为癌的区域用虚线表示，计算机判断为癌的区域用黄色方块表示。
c 用红色表示计算机辨识为癌的区域的血管。
（转载自 "Kanesaka T，et al. Computer–aided diagnosis for identifying and delineating early gastric cancers in magnifying narrow–band imaging. Gastrointest Endosc 87: 1339–1344, 2018"）

imaging, NBI）为 2 篇，均为癌 / 非癌的鉴别诊断。在笔者等对 81 张 NBI 联合放大内镜图像（包括凹陷型早期胃癌在内的图像 61 张，不包括凹陷型早期胃癌在内的图像 20 张）的 AI 的诊断能力的研究中，灵敏度为 96.7%，特异性为 95%，正确诊断率为 96.3%，取得了良好的结果。判定 1 张图像所需的时间为 0.41 秒。在本研究中，在图像处理过程中将内镜图像分割成 40×40 像素的块，对每个块判断是癌还是非癌（**图1**）。当将其范围诊断能力与熟练医生的诊断相比较时，灵敏度为 65.5%，特异性为 80.8%，正确诊断率为 73.8%，判定 1 张图像所需的时间为 0.49 秒。

在 Li 等的报道中，利用 AI 对 341 张内镜图像（胃癌 170 个病变，非癌 171 个病变）进行诊断时，正确诊断率为 90.91%，灵敏度为 91.18%，特异性为 90.64%。与非熟练医生相比，AI 的灵敏度、特异性和正确诊断率显著提高，

灵敏度与熟练医生相比也显著提高。

AI的局限性

为了提高诊断精度，AI 需要机器学习，需要大量的训练用的内镜图像。在 Hirasawa 等的研究中使用了 13 584 张图像作为训练图像，在 Yoon 等的研究中使用了 11 539 张图像作为训练图像。不过，内镜诊断的机器学习是"有教师的学习"。也就是说，为了使机器读取训练图像，需要事先标记出内镜表现。标记由熟练的内镜医生根据组织诊断结果进行，而为了标记更多的图像，需要劳力和时间。另外，不能完全反映组织诊断结果的内镜表现的处理和放大内镜图像的标签标注是以熟练医生的诊断为基础的。还有，现有报道中的某种 AI 的诊断能力是根据所记录的内镜图像的评价得出的，不可否认存在有选择偏差。为了评价 AI 在实际临床中的诊断能力，需要进行现场（on site）的临床试验。

结语

在谋求内镜诊断能力的技术共享方面，AI 是划时代的方法。在大肠领域，超放大内镜的内镜图像诊断辅助软件 "EndoBRAIN®" （OLYMPUS 公司）已获得药事许可，于 2019 年 3 月 8 日上市。期待今后在胃癌的内镜诊断方面，AI 也能为日常诊疗做出贡献。

参考文献

[1] Kubota K, Kuroda J, Yoshida M, et al. Medical image analysis：computer-aided diagnosis of gastric cancer invasion on endoscopic images. Surg Endosc 26：1485-1489, 2012

[2] Miyaki R, Yoshida S, Tanaka S, et al. Quantitative identification of mucosal gastric cancer under magnifying endoscopy with flexible spectral imaging color enhancement. J Gastroenterol Hepatol 28：841-847, 2013

[3] Miyaki R, Yoshida S, Tanaka S, et al. A computer system to be used with laser-based endoscopy for quantitative diagnosis of early gastric cancer. J Clin Gastroenterol 49：108-115, 2015

[4] Kanesaka T, Lee TC, Uedo N, et al. Computer-aided diagnosis for identifying and delineating early gastric cancers in magnifying narrow-band imaging. Gastrointest Endosc 87：1339-1344, 2018

[5] Ali H, Yasmin M, Sharif M, et al. Computer assisted gastric abnormalities detection using hybrid texture descriptors for chromoendoscopy images. Comput Methods Programs Biomed 157：39-47, 2018

[6] Hirasawa T, Aoyama K, Tanimoto T, et al. Application of artificial intelligence using a convolutional neural network for detecting gastric cancer in endoscopic images. Gastric Cancer 21：653-660, 2018

[7] Zhu Y, Wang QC, Xu MD, et al. Application of convolutional neural network in the diagnosis of the invasion depth of gastric cancer based on conventional endoscopy. Gastrointest Endosc 89：806-815, 2019

[8] Li L, Chen Y, Shen Z, et al. Convolutional neural network for the diagnosis of early gastric cancer based on magnifying narrow band imaging. Gastric Cancer 2019［Epub ahead of print］

[9] Yoon HJ, Kim S, Kim JH, et al. A Lesion-Based Convolutional Neural Network Improves Endoscopic Detection and Depth Prediction of Early Gastric Cancer. J Clin Med 8：E1310, 2019

[10]Yoshimizu S, Yamamoto Y, Horiuchi Y, et al. Diagnostic performance of routine esophagogastroduodenoscopy using magnifying endoscope with narrow-band imaging for gastric cancer. Dig Endosc 30：71-78, 2018

[11]Yao K, Doyama H, Gotoda T, et al. Diagnostic performance and limitations of magnifying narrow-band imaging in screening endoscopy of early gastric cancer：a prospective multicenter feasibility study. Gastric Cancer 17：669-679, 2014

Summary

Endoscopic Diagnosis for Early Gastric Cancer by Artificial Intelligence

Takashi Kanesaka[1], Noriya Uedo, Ryu Ishihara

Recently, endoscopic diagnosis using artificial intelligence has garnered considerable attention. The conventional endoscopic diagnosis of gastric cancer involves differential diagnosis and invasion depth diagnosis. More specifically, the sensitivity and positive predictive value for the differential diagnosis of gastric cancer were reported to be 92.2% and 30.6%, respectively. On the other hand, for invasion depth diagnosis, the area under the curve was reported to be 0.851, which can be superior to that observed for endoscopic ultrasound. Furthermore, the values of sensitivity, specificity, and accuracy in the differential diagnosis of small depressed-type gastric lesions using magnifying endoscopy were found to be 96.7%, 95%, and 96.3%, respectively. Finally, the values of sensitivity, specificity, and accuracy in the diagnosis of cancer delineation were reported to be 65.5%, 80.8%, and 73.8%, respectively.

[1]Department of Gastrointestinal Oncology, Osaka International Cancer Institute, Osaka, Japan

因伴随Ⅱb病变的牵手癌范围诊断困难的分化型早期胃癌1例

名和田 义高 [1]

市原 真 [2]

平泽 大 [1]

松田 知己

摘要 ● 患者为70多岁的男性。在自然除菌后的胃体上部后壁处见有部分边界不清的20 mm大小、发红的扁平隆起性病变，在其周围散在有平坦的发红区域。扁平隆起的主病变部分在NBI放大内镜下呈上皮环内血管结构（VEC pattern），怀疑是乳头状腺癌。其周围的发红区域大致是伴有亮蓝嵴（light blue crest，LBC）的形状均一的绒毛样结构，诊断为肠上皮化生。在内镜下切除标本上，主病变部分主要由乳头状腺癌、管状腺癌组成，浸润深度为pT1b（SM2），脉管侵袭阳性。在主病变周围作为伴随的Ⅱb病灶存在有牵手癌，侧切缘阳性。在追加外科切除的标本上未发现癌的残留、淋巴结转移。牵手癌由于非全层性发育，有时通过NBI放大内镜也难以诊断，需要联合阴性活检慎重地进行范围诊断。

关键词　横向进展型癌　手牵手型癌　伴随Ⅱb　低度异型癌　放大内镜

[1] 一般财团法人厚生会仙台厚生病院消化器内科
　〒980-0873 仙台市青葉区広瀬町 4-15　E-mail：hakata.x@gmail.com
[2]JA 北海道厚生连札幌厚生病院病理诊断科

前言

虽然早期胃癌的放大内镜诊断已普及多年，但有时仍然能遇到范围诊断困难的病变。此次因为笔者等经治了1例在发红的分化型0-Ⅱa病变周围，伴随Ⅱb病灶，在黏膜中层存在牵手癌、根据内镜黏膜下剥离术（endoscopic submucosal dissection, ESD）标本被诊断为侧切缘阳性的病例，故加以报道。

病例

患　者：70多岁，男性。

主　诉：无。

既往史：心房颤动，高血压，糖尿病。

生活史：不吸烟，偶尔饮酒。

内服药：雷贝拉唑（rabeprazole）10 mg，依度沙班（edoxaban）30 mg，苯磺酸氨氯地平（amlodipine besylate）5 mg，磷酸西他列汀（sitagliptin phosphate）25 mg。

现病史：从X年开始在附近医院每年施行上消化道内镜检查(esophagostroduodenoscopy, EGD）。虽然无除菌史，但见有萎缩性胃炎，快速尿素酶呈阴性，被诊断为自然除菌后。在X + 2年的检查中发现在胃体上部后壁处有发红的病变，经活检诊断为管状腺癌，以进一步详细检查治疗为目的，被介绍到本科就诊。

临床表现：身高171 cm，体重61 kg，血压130/80 mmHg，脉搏70次/min，体温

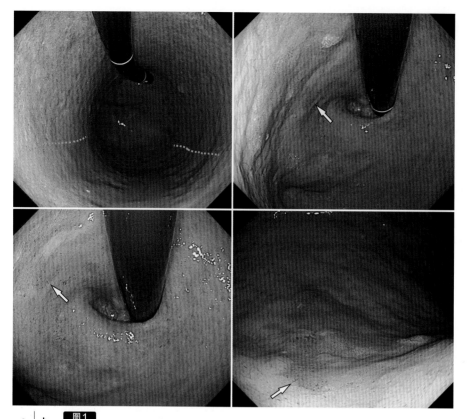

图1

a 背景黏膜。蓝色虚线部分为萎缩边界。
b 胃体上部后壁发红病变的远景像。b~d的黄色箭头所指处表示相同的发红区域。
c 贲门后壁的近距像。
d 从贲门正下方观察的俯视像。

36.3℃。眼球结膜无黄染，眼睑结膜无贫血，腹部平坦、柔软，浅表淋巴结未触及。

血液检查：血液学检查、生化学检查未发现明显异常。

白光观察表现 在**图1a**中用蓝色虚线表示的一直到胃体部的前后壁见有萎缩黏膜，为O-2的萎缩性胃炎。在大弯侧的胃底腺区没有发现弥漫性发红，与自然除菌后不矛盾。在胃体上部后壁见有边界不清的发红的病变。在肛侧形成低矮的扁平隆起，边界清晰；但口侧散在有边界不清的发红区域（**图1b**）；即使接近贲门进行观察，边界也不清晰，存在有斑驳发红的区域（**图1c**）；在俯视观察中，边界也同样不清（**图1d**）。图1b ~ d的黄色箭头所指处均表示相同的发红区域。

NBI放大观察表现 在**图2a**中展示窄带成像（narrow band imaging, NBI）放大观察像中提示部位的整体像。在肛侧用红框表示的部位（**图2b**）见有被圆形的白区（white zone, WZ）包围的绒毛（villi）样结构的集簇，被认为是上皮环内血管结构［（vessels within epithelial circle, VEC）pattern］，怀疑是乳头状腺癌。在用蓝框表示的黄色瘤（xanthoma）周围的病变小弯侧（**图2c**），在黑色虚线的左侧呈棕褐色（brownish）和不规则的绒毛样结构，诊断为管状腺癌，将这部分诊断为边界。在胃穹窿部侧用黄框表示的部位（**图2d**），黑色虚线以下的伴有亮蓝嵴（light blue crest, LBC）的整齐的绒毛样结构，被诊断为肠上皮化生；在黑色虚线以上，见有大小不同、形状不均一

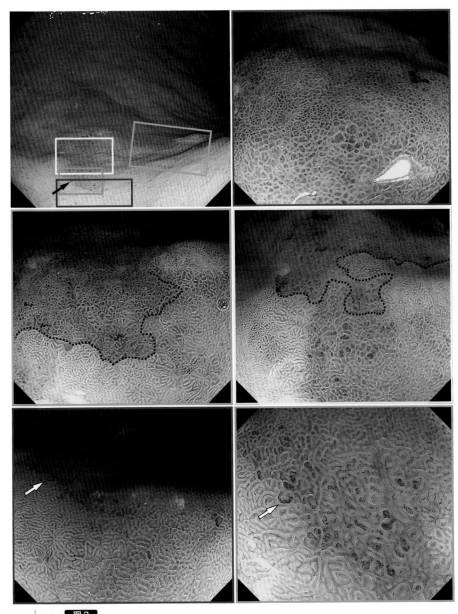

图2

a NBI放大观察部位的整体像。a、e、f的箭头所指处表示与图1的黄色箭头所指处相同的发红区域。

b a的红框部位。

c a的蓝框部位。黑色虚线部分被认为是癌的边界。

d a的黄框部位。黑色虚线部分被认为是癌的边界。

e a的紫框部位。

f a的绿框部位。

的绒毛样结构被诊断为管状腺癌。在最口腔侧用紫框表示的区域（**图2e**），从图像的下半部到右侧，见有伴LBC的整齐的绒毛样结构，诊断为肠上皮化生。在用绿框表示的明显发红区域（**图2f**），WZ部分不清晰，为大小不同、形状不均一的绒毛样结构，考虑为高分化管状腺癌，但由于与肛侧的主病变之间没有连续性，也没有明确的边界，所以不能确定是癌。

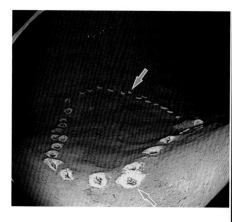
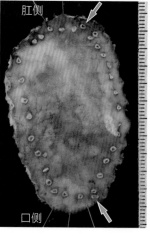

a | b **图3**

　a 标记后的内镜像。蓝色箭头、绿色箭头所指处为在a、b中一致的双标记的部位。
　b 固定后划有切割线的微距摄影像。

图2a、**图2e** 和 **图2f** 的箭头所指处表示与**图1** 的黄色箭头所指处相同的发红区域。在认为是乳头状腺癌 / 管状腺癌的内镜像中，肛侧的主病变是低矮的隆起性病变，由于没有明显怀疑为台状隆起等黏膜下深部浸润癌的表现，所以包括**图2f** 所示的明显发红区域在内一并施行了 ESD。

组织病理学表现　标记如**图3a** 所示，在口侧做了1处双标记，在肛侧做了2处双标记。**图3b** 为固定后分割的微距摄影像，与**图3a** 的内镜像朝向一致，下方为口侧。两种颜色的箭头分别为对应的标志。在**图4** 中展示了在结晶紫染色后标本微距摄影像上的标测：黄线是黏膜全层的黏膜内癌区域；红线是黏膜下浸润区域；绿色虚线部分是在表层见有难以判断是肿瘤还是非肿瘤的上皮，在黏膜中层见牵手癌的区域。病理诊断为：U，Post，0-Ⅱa+Ⅱb型，42 mm×20 mm，tub2 > tub1 > pap > por2，pT1b（SM2 1200 μm），pUL0，Ly1，V0，pHM1，pVM0。

　　通过 NBI 放大观察，在如**图2b** 所示的呈 VEC pattern 的切片8 ~ 13中，在多张切片见有黏膜下深部浸润（**图5a**）。表层由乳头状腺癌、高分化型管状腺癌组成；在黏膜深部，过渡为

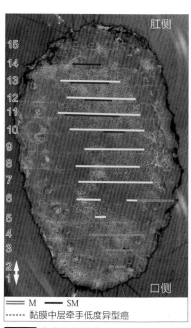

———— M　　———— SM
········· 黏膜中层牵手低度异型癌

图4　病变的标测像。

高度异型的中分化型管状腺癌（**图5b**）。

　　图2c 的黄色瘤周围的区域相当于切片6。**图6a** 的白色虚线是切割线；用虚线着色的部分在内镜像和微距摄影像中一致；绿线、黄线在内镜像、微距摄影像和显微摄影像（组织像）中对应。内镜像的黑色虚线内侧的黄线部分是露出于表层的高分化型管状腺癌。在判断为病

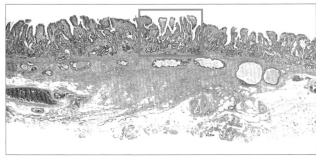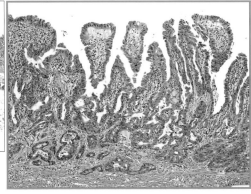

a | b

图5 切片13的组织病理像。

a 病变肛侧的黏膜下深部浸润部位。

b a的绿框部放大像。在黏膜内，表层主要为乳头状腺癌，深部为中分化型管状腺癌。

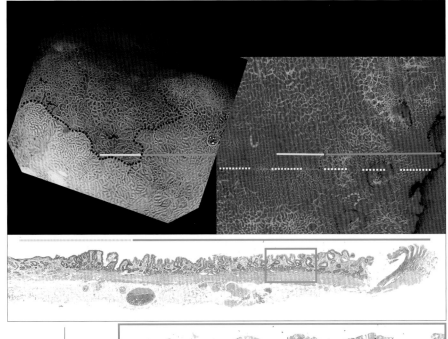

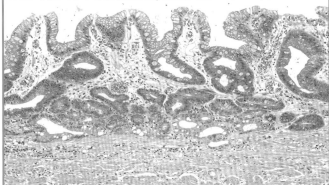

a

b

图6

a 图2c与切片6的组织像之间的对比。在黄线部，一直到表层见有高分化管状腺癌；在绿线部，在黏膜中层见有牵手癌。白色虚线是切割线，用虚线着色的部分在内镜像和微距摄影像中一致。

b 牵手癌的放大像（a的绿框部）。

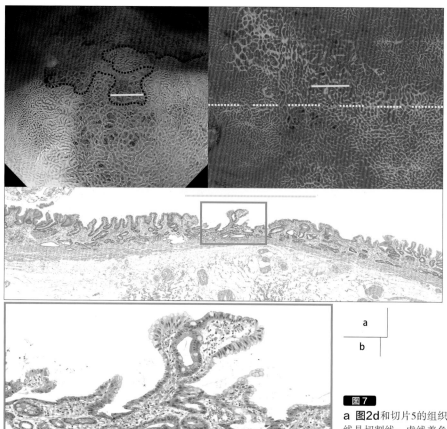

图7

a 图2d和切片5的组织像之间的对比。白色虚线是切割线；虚线着色的部分在内镜像和微距摄影像中一致。黑色虚线的上方是在内镜检查中诊断为癌的区域。

b 在a的黄线部见有高分化管状腺癌（a的绿框部）。

变范围外的绿线部分，在黏膜中层也发现了牵手癌，侧切缘阳性。黏膜中层的肿瘤腺管由不规则分支／融合腺管（所谓的手牵手型腺管）组成，细胞为轻度异型。表层上皮与肿瘤腺管之间有连续性，但异型不明显，难以判定是肿瘤还是非肿瘤（**图6b**）。

图2d的贲门／胃穹隆部侧被诊断为边界的部位相当于切片5。**图7a**的白色虚线为切割线；虚线着色的部分在内镜像和微距摄影像中一致；黄线在内镜像、微距摄影像和组织像中对应。同一部位为露出于表层的高分化型管状腺癌（**图7b**）。

图2f的主病变口侧的明显发红区域相当于切片3。**图8a**的白色虚线为切割线；虚线着色的部分在内镜像和微距摄影像中一致；绿线在内镜像、微距摄影像和组织像中对应。在同一部位黏膜中层见有牵手癌，与图6b一样，难以判定表层是肿瘤还是非肿瘤。由于与同一部位相比时小凹较浅、凹间部较宽，认为内镜表现不同（**图8b**）。

图2e的最口侧区域相当于切片2。**图9**的白色虚线是切割线；虚线着色的部分在内镜像和微距摄影像中一致；内镜像中的白色圆圈是被判断为被标记的部位。绿线在内镜像、微距摄影像、组织像中分别对应。在2处标记之间区域的黏膜中层也见有牵手癌。认为通过内镜检查很难推测肿瘤的存在。

微距摄影法 如**图10**所示，本病例的微

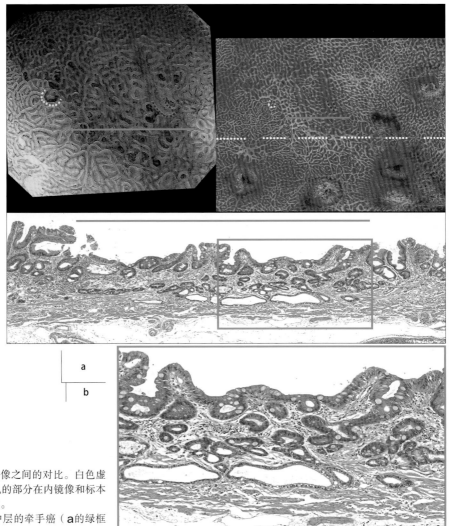

图8

a 图2f和切片3的组织像之间的对比。白色虚线是切割线；虚线着色的部分在内镜像和标本局部放大摄影像中一致。

b a的绿线示黏膜中层的牵手癌（a的绿框部）。

距摄影像采用了单反相机 D5600（Nikon 公司生产）和微距镜头 AF-S DX Micro NIKKOR 40 mm f/2.8G（Nikon 公司生产）。从镜头前端到被摄体之间的距离最短可接近 5 cm 左右，理论上在最短拍摄距离可拍 23.5 mm × 15.6 mm 的范围。如果像本病例这样整个切片小于 4 cm 的病例，只要将切割线横着拍摄整体图像，就可以得到绒毛样结构的对比不成问题的图像。

治疗经过　为伴有脉管侵袭的黏膜下深部浸润癌，切片 6 的水平断端也呈阳性，追加施行了腹腔镜下贲门侧胃切除术。在切除标本上无癌的残余，也未见淋巴结转移。

讨论

在早期胃癌的 ESD 时，正确的范围诊断是必需的，但即使在 NBI 放大内镜诊断普及的现在，有时也会为边界诊断困难而苦恼。作为范围诊断困难的主要原因，Ⅱb 型癌的存在是其原因之一。作为容易合并伴Ⅱb 癌的主病变的特征，江头等报道了凹陷型的肉眼形态、未分化型 / 混合型的组织型。另外，据报道，伴Ⅱb 区的组织病理学结构可分为非全层性低分化腺癌至印戒细胞癌、侧向进展型中分化型腺癌和低度异型高分化型腺癌 3 组，而在 ESD 标本中

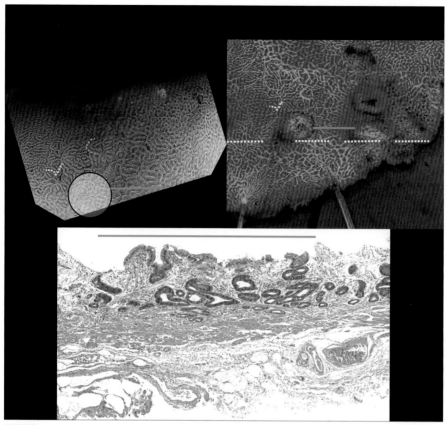

图9 图2e与切片2的组织像之间的对比。在绿线部分，在黏膜中层见牵手癌。白色虚线是切割线；虚线着色的部分在内镜像和微距摄影像中一致。白色圆圈是标记部位。

水平断端阳性部位大多呈非全层性发育。

本病例的主病变是主要呈 VEC pattern 的 0-Ⅱa 型病变，在组织像上为乳头状腺癌、管状腺癌混合的病变。据报道，乳头状腺癌多为未分化型癌的混合，黏膜下浸润较多；本病例在主病变部分也见有黏膜下深部浸润、少量未分化型混合、脉管侵袭，应慎重进行浸润深度诊断。

侧向进展型中分化型腺癌呈细胞异型度轻微的中分化型腺癌与邻接的腺管之间不规则分支/融合、在黏膜内水平方向进展的组织像，被称为"横向爬行癌"或"牵手癌"。其虽然进展至腺颈部中心，但由于与表层上皮之间有连续性，所以肿瘤边界很难判断。本病例在牵手癌区域，黏膜内病变的垂直方向的边界诊断也很困难。特别是在切片6（**图6**）牵手癌区域，

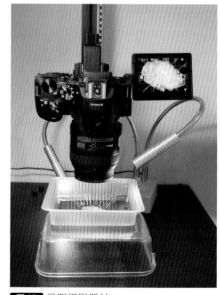

图10 微距摄影器材。

表层部分是类似于肠上皮化生的几乎无异型的上皮，因此认为通过 NBI 放大观察很难诊断癌。从标测的结果来看，呈全层性发育的区域通过 NBI 放大观察全部可以被诊断为癌，但被怀疑为非全层性发育的横向爬行型部分没能诊断为癌。

使本病例的范围诊断困难的另一个主要原因是，在病变的周围散在有发红的区域。虽然在既往感染的胃中，肠上皮化生作为发红区域的情况也很多，但本病例主病变口腔侧的颜色为斑驳的多个发红区域（**图 1c**），都是很容易被认为是肠上皮化生的状况，当看到远离**图 2f**中主病变的不规则的绒毛样结构但无明确边界时，无法确信是癌。

作为范围诊断时值得反省之处是，如果在详细检查时注意到**图 2f**部分并事先进行活检的话，就可以诊断出牵手癌，或许还可以采取进一步从病变外侧进行阴性活检等方法。但是，牵手癌在进行活检时有无法诊断癌的情况；也有即便多次进行阴性活检在 ESD 标本也为断端阳性的病例报道。牵手癌虽然是发生率不高的癌，但与未分化型癌一样，是能够非全层性发育的肿瘤，有可能是 NBI 放大内镜诊断的局限性病种。虽然有时在治疗前无法预测牵手癌的存在，但在诊疗时也有必要考虑到这种可能性。

结语

因为笔者经治了 1 例作为伴随Ⅱb病灶而存在的牵手癌病例，并通过 ESD 标本被诊断为侧切缘阳性，因此在此进行了报道。笔者认为，有必要认识到 NBI 放大内镜诊断对呈非全层性发育的肿瘤的局限性，有时也需要采用病变周围活检慎重地进行范围诊断。

参考文献

[1] Kanemitsu T, Yao K, Nagahama T, et al. The vessels within epithelial circle (VEC) pattern as visualized by magnifying endoscopy with narrow-band imaging (ME-NBI) is a useful marker for the diagnosis of papillary adenocarcinoma：a case-controlled study. Gastric Cancer 17：469-477, 2014

[2] Uedo N, Ishihara R, Iishi H, et al. A new method of diagnosing gastric intestinal metaplasia：narrow-band imaging with magnifying endoscopy. Endoscopy 38：819-824, 2006

[3] 江頭由太郎, 藤井基嗣, 芥川寛, 他. 胃Ⅱb型癌の病理組織学的特徴—胃Ⅱb型癌のマクロ像と組織像の対比. 胃と腸 45：23-37, 2010

[4] 江頭由太郎, 芥川寛, 竹内利寿, 他. 粘膜内進展範囲診断の困難な胃癌の病理学的特徴. 胃と腸 50：251-266, 2015

[5] 河内洋, 岡本直子, 吉田達也, 他. "横這型胃癌"の臨床病理学的特徴. 胃と腸 45：1203-1211, 2010

[6] 吉永繁高, 瀧澤初, 松本美野里, 他. 範囲診断が困難であった低異型度分化型早期胃癌(手つなぎ・横這型癌)の1例. 胃と腸 45：1235-1243, 2010

Summary

Early Papillary and Tubular Gastric Cancer Accompanied with Crawling Type Cancer Whose Horizontal Margin Was Difficult to Diagnose Accurately

Yoshitaka Nawata[1], Shin Ichihara[2],
Dai Hirasawa[1], Tomoki Matsuda

A man in his 70s was referred to our hospital for further examination of gastric lesions following spontaneous eradication of *H. pylori*. Esophagogastroduodenoscopies identified a red, flat, elevated lesion 20mm in size with partially unclear borderline, and some flat peripheral red areas. The elevated lesion revealed a VEC pattern with NBI (narrow band imaging)-magnified endoscopy, diagnosed as papillary adenocarcinoma. Furthermore, most flat red areas revealed uniform villous-like structures with light blue crest, diagnosed as intestinal metaplasia. Pathological diagnosis of ESD (endoscopic submucosal dissection) specimen revealed papillary and tubular adenocarcinoma with SM2 and lymphatic invasion in the main elevated lesion. Crawling-type adenocarcinoma was observed in the flat red areas, and the horizontal margin was evaluated as positive. An additional operative specimen revealed no residual cancer and lymphatic metastasis. Crawling-type gastric adenocarcinomas often exhibit non-transmucosal growth, which causes difficulty in the precise diagnosis of the horizontal margin. Therefore, careful observation is necessary during their diagnoses, and collection of surrounding biopsy samples should be considered, if necessary.

[1]Department of Gastroenterology, Sendai Kousei Hospital, Sendai, Japan
[2]Department of Pathology, Sapporo Kousei Hospital, Sapporo, Japan

病变范围诊断困难的分化型管状腺癌和低分化腺癌的碰撞癌

福山 知香 [1]

高桥 亚纪子

小山 恒男

盐泽 哲 [2]

太田 浩良 [3]

下田 忠和 [4]

摘要●患者为80多岁的男性。以除菌后胃炎为背景，在胃体下部前壁见有约20mm大小、边界不清、发红的凹陷性病变，在NBI观察中呈棕褐色区域（brownish area）；在ME-NBI像中，由于表面结构的不同，边界清晰。诊断为除菌后的黏膜内高分化管状腺癌，施行了ESD。组织病理学上为黏膜内高分化至中分化管状腺癌，在边缘的极小范围内表层为非肿瘤。另外，与该病变部分重叠，在肛门侧前壁侧见有向胃底腺深部进展的术前未诊断的黏膜内低分化腺癌，呈侧向断端阳性。虽然通常低分化腺癌存在于腺颈部，但在本病例仅存在于黏膜肌层的正上方。在黏膜中层至表层保留着胃底腺黏膜，根据该部位的ME-NBI像呈现与背景黏膜相同的规则的腺管结构，判断为内镜诊断的极限病例。由于在这样的病例复发风险高，因此基于正确的标测和内镜图像的对比来确定复发预测部位，在随访内镜检查时进行详细观察是非常重要的。

关键词　　除菌后胃癌　表层非肿瘤　诊断困难　低分化腺癌

[1] 佐久総合病院佐久医療センター内視鏡内科　〒 385-0051 佐久市中込 3400 番地 28
　　E-mail：oyama@coral.ocn.ne.jp
[2] 同　臨床病理部
[3] 信州大学医学部保健学科生体情報検査学
[4] 静岡県立静岡がんセンター病理診断科

前言

导致早期胃癌范围诊断困难的主要组织型有除菌后表层被非肿瘤覆盖的癌、低度异型的管状腺癌和在腺颈部增殖的低分化腺癌等。

此次由于笔者发现1例以除菌后胃炎为背景发生的高分化至中分化管状腺癌和低分化腺癌的碰撞癌（collision carcinoma），故加以报道。

病例

患　者：80多岁，男性。

主　诉：无。

现病史：2年前对胃前庭部小弯的早期胃癌（0-Ⅱc型，tub1，T1a-M，Ly0，V0，HM0，VM0，15mm×12mm）施行了内镜黏膜下剥离术（endoscopic submucosal dissection，ESD）。此次，在ESD后的随访上消化道内镜检查（esophagogastroduodenoscopy，EGD）中发现了胃病变。

既往史：糖尿病，高血压病，脑梗死，升结肠癌术后。

生活史：不饮酒。吸烟40支/d×52年（12年前戒烟）。

检查结果：血液检查无特别应记录的异常

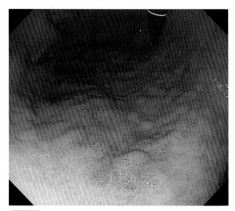

图1 常规内镜像。在背景黏膜见有萎缩性胃炎和多发性发红凹陷。在胃体下部前壁见有约20mm大小的边界不清的发红凹陷性病变。

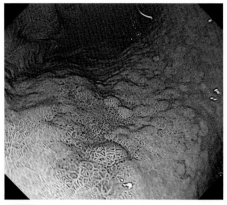

图2 NBI像。呈浅凹陷的、边界不清的棕褐色区域（brownish area）。

表现。粪便幽门螺杆菌抗原呈阴性（无除菌史）。

EGD 表现　在背景黏膜见有萎缩性胃炎0-Ⅱ（木村-竹本分类）和多发性发红的凹陷，为除菌后胃炎的表现。在胃前庭部小弯处见有上次的 ESD 瘢痕。白光成像（white light imaging, WLI）观察下在胃体下部前壁处见有约20 mm 大小、边界不清、发红的凹陷性病变（**图1**）；在窄带成像（narrow band imaging, NBI）观察下呈棕褐色区域（brownish area）（**图2**）。

在窄带成像联合放大内镜（magnifying endoscopy with NBI, ME-NBI）观察下，背景黏膜的表面结构为规则的绒毛状结构（villous pattern）；在病变部则见有不规则的绒毛状结构，由于表面结构的不同，边界清晰（**图3a**）。

在病变中央部，在低密度的绒毛状结构中见有不规则的腺管开口模式（pit pattern）（**图3b**）；在中央部后壁侧，由于背景黏膜和表面结构的不同，边界清晰（**图3b**，黄色箭头所指）；中央部前壁侧的表面结构从低密度的绒毛状结构逐渐过渡到背景的规则的绒毛状结构，边界一部分不清晰（**图3c**）。

在病变肛门侧有密度高且不规则的绒毛状结构，由于表面结构的不同，边界清晰（**图3d**，黄色箭头所指）；在更靠近肛门侧，观察到排列整齐、规则的绒毛状结构（**图3e**）。

根据以上表现，诊断为边界部分清晰的、

除菌后的黏膜内高分化管状腺癌，从中央部取材1处活检，诊断为 Group 5（**图4**）。

术前诊断　胃腺癌（gastric adenocarcinoma），tub1，T1a-M，UL（-），0-Ⅱc 型，20 mm，M，Ant。

术中经过　以 ME-NBI 的范围诊断为基础进行标记（**图5**），施行了 ESD。在黏膜下层见脂肪较多，有中等程度的纤维化，但无并发症，整体切除。

切除标本的大小为 35 mm×34 mm。在新鲜标本上，在标本中央发现有发红的浅凹陷性病变，边界不清晰（**图6a**）。在固定标本上，在标本中央见有棕褐色的不规则形凹陷性病变，口腔侧的边界变得清晰（**图6b**）。在结晶紫染色标本上，在比固定标本的凹陷部略大的范围内见有不规则的绒毛状结构（**图6c**）。将标本切12刀，切成了13张切片（**图6d**）。

从组织病理学上看，在标本中央的浅凹陷处见有黏膜内分化管状腺癌（病变①，**图7a，b**）。在黏膜中层发现了由不规则的腺管结构呈不规则性吻合的手牵手型腺癌（**图7c**）；在中央部发现了具有小型异型腺管和筛状结构的中分化管状腺癌（**图7d**）；在边缘的极小范围内表层为非肿瘤，但大部分在表层露出肿瘤。在病变①的肛门侧前壁，发现进展到胃底腺深部的黏膜肌层正上方的黏膜内低分化腺癌（病

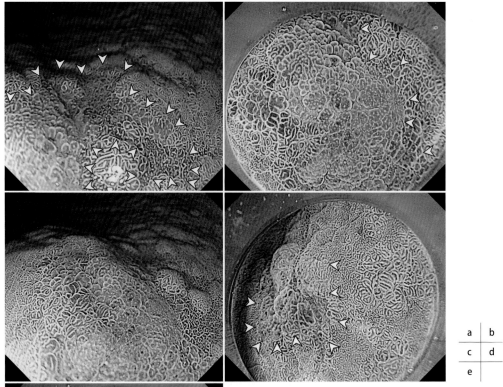

图3 ME-NBI像。

a 背景黏膜的表面结构为规则的绒毛状结构，而在病变的口腔侧见有不规则的绒毛状结构，由于表面结构的不同而边界清晰（黄色箭头所指）。

b 在病变中央部，在低密度的绒毛状结构中发现不规则的腺管开口模式（pit pattern）；在中央部后壁侧，因表面结构的不同而边界清晰（黄色箭头所指）。

c 中央部前壁侧的表面结构从低密度的绒毛状结构逐渐过渡到背景的规则的绒毛状结构，边界一部分不清。

d 在病变的肛门侧见有密度高且不规则的绒毛状结构，因表面结构的不同而边界清晰（黄色箭头所指）。

e 在d的更靠近肛门侧见有规则的绒毛状结构。

a	b
c	d
e	

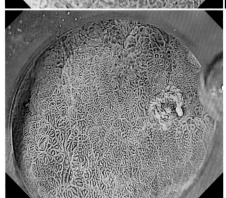

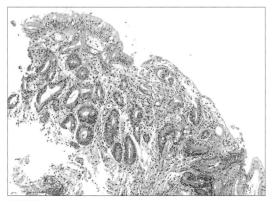

图4 取材自病变中央部的活检组织病理像。观察到有融合趋势的腺管和筛状结构，核大小不同，见有极性紊乱和假复层化，诊断为高~中分化管状腺癌。

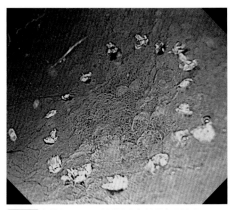

图5 根据ME-NBI的范围诊断进行了标记。

图6

a 切除标本的大小为35 mm × 34 mm。在新鲜标本上，在标本中央见有边界不清、发红的浅凹陷性病变。右侧为口腔侧。

b 在固定标本上，在标本中央见有棕褐色、不规则形的凹陷性病变，口腔侧的边界变得清晰。

c 在结晶紫色标本上，在比固定标本的凹陷部略大的范围内见有不规则的绒毛状结构。

d 切割图。将标本切12刀，切成了13张切片。

a	b
c	d

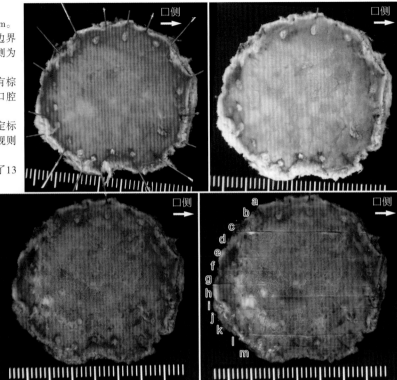

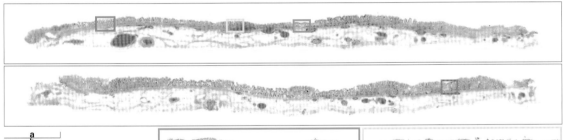

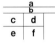

a	
c	d
e	f

图7

a,b 显微镜像。

c 病变①（a的蓝框部放大像）。在黏膜中层见有不规则的腺管结构呈不规则性吻合的手牵手型腺癌。

d 病变①的中央部（a的黄框部放大像）。观察到具有小型异型腺管和筛状结构的中分化管状腺癌。

e 病变②（a的绿框部放大像）。见有进展到胃底腺深部的黏膜肌层正上方的黏膜内低分化腺癌。

f 病变③（b的橙框部放大像）。见有一部分表层被非肿瘤覆盖的高~中分化管状腺癌。

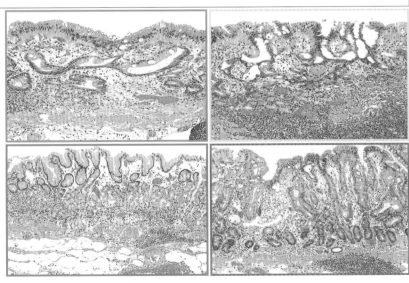

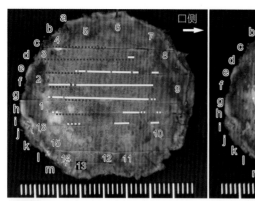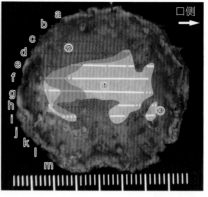

图8

a 癌的不同组织型的标测像。黄线为高~中分化管状腺癌；红线为低分化腺癌；虚线为表层非肿瘤。在标本上的标记，从最肛门侧开始顺时针标记1 ~ 16号的数字（与图9的数字对应）。高~中分化管状腺癌与标本中央的浅凹陷部一致。低分化腺癌在肛门侧前壁侧一直到切除边缘，在3张切片为侧向断端阳性。
b 病变①和病变②尽管有部分重叠，但根据进展范围明显可辨别，且组织病理学上无低分化腺癌和中分化管状腺癌之间的过渡表现，因此判断为碰撞癌。病变③和病变①、病变②之间没有连续性，诊断为3个同时多发癌。

变②，**图7e**）。低分化腺癌在肛侧前壁侧一直到切除边缘，在 3 张切片上为侧切缘阳性。在病变②的稍口侧发现了 0-Ⅱb 型的 3 mm 大小的高 ~ 中分化管状腺癌（病变③，**图7f**）。另外，标测后发现，病变①与切除标本中央的浅凹陷一致（**图8a**）。尽管病变①和病变②部分重叠，但根据进展范围清晰可辨和组织病理学上无低分化腺癌和中分化管状腺癌之间的过渡表现，判断为碰撞癌。病变③和病变①、病变②之间无连续性，诊断为 3 个同时多发癌（**图8b**）。

当与内镜像对比时，病变①位于标记的范围内，与术前范围诊断一致（**图9a**）；病变②广泛存在于病变①的肛侧前壁，在 ME-NBI 观察中见有与背景黏膜相同的规则的绒毛状结构，甚至进展到标记的外侧（**图9b**）；虽然在术前未能发现病变③，但当重新观察时，在紧邻主病变①的稍口侧，在 ME-NBI 像中发现 1 处呈不规则的绒毛状结构的平坦区域（**图9d**）。

最终诊断 病变①为腺癌(adenocarcinoma)，tub2 > tub1，T1a-M，Ly0，V0，HM0，VM0，0-Ⅱb + Ⅱc 型，23 mm × 16 mm，M，Ant；病变②为腺癌（adenoccarcinoma），por，T1a-M，Ly0，

V0，HM1，VM0，0-Ⅱb 型，23 mm × 11 mm，M，Ant；病变③为腺癌（adenocarcinoma），tub2 > tub1，T1a-M，Ly0，V0，HM0，VM0，0-Ⅱc 型，3 mm × 2 mm，M，Ant。

术后随访 在肛侧前壁侧低分化腺癌呈侧切缘阳性，但由于年事已高，采取通过内镜检查随访观察的方针。在 7 个月后的 EGD 中，内镜下未见局部复发表现（**图10**）。

讨论

导致早期胃癌的范围诊断困难的主要组织型有除菌后表层被非肿瘤覆盖的癌、低度异型的管状腺癌和在腺颈部增殖的低分化腺癌等。

本病例为粪便中幽门螺杆菌抗原阴性，尽管无除菌史，但见有萎缩性胃炎和多发性发红的凹陷，认为是自然除菌后。病变①作为红色明显、色调不均一的凹陷性病变被辨识。在 WLI /NBI 观察下病变的边界不清晰；但在 ME-NBI 观察下，见有不规则的绒毛状结构，并且在低密度的绒毛状结构中见有不规则的腺管开口模式，由于结构差异，大致边界清晰（**图3a,b**）。在该区域见有以中分化为主体的管状腺癌，与术前的范围诊断一致。

病变③是位于距病变①约 3mm 的口侧的

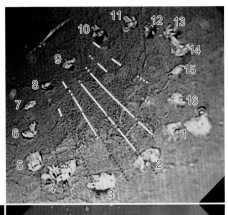

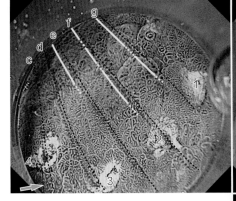

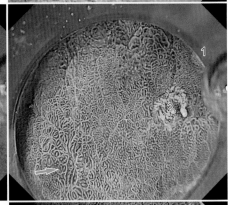

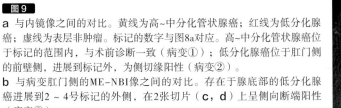

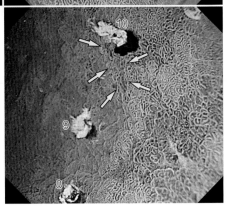

图9

a 与内镜像之间的对比。黄线为高~中分化管状腺癌；红线为低分化腺癌；虚线为表层非肿瘤。标记的数字与图8a对应。高~中分化管状腺癌位于标记的范围内，与术前诊断一致（病变①）；低分化腺癌位于肛门侧的前壁侧，进展到标记外，为侧切缘阳性（病变②）。

b 与病变肛门侧的ME-NBI像之间的对比。存在于腺底部的低分化腺癌进展到2~4号标记的外侧，在2张切片（c，d）上呈上侧向断端阳性（病变②）。

c 与b同部位的标记前的图像（与图3e为相同图像）。2号标记和浅凹陷部（蓝色箭头所指）为对比的指标。在该部位见有排列整齐、规则的绒毛状结构；在相同部位的黏膜深处发现了低分化腺癌。

d 与病变③的ME-NBI像之间的对比。在紧邻病变①的口腔侧10号标记的附近发现了不规则的绒毛状结构（黄色箭头所指）。

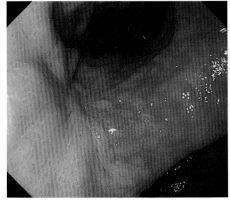

图10 7个月后的内镜像。在胃体下部前壁的ESD瘢痕的肛门侧前壁侧，未见局部复发表现。

同时多发癌，为3mm×2mm大小的平坦的黏膜内管状腺癌，部分被表面非肿瘤所覆盖，术前未能发现。但是，当重新观察时，见有边界清晰且不规则的绒毛状结构，认为癌的存在诊断是可能的（**图9d**）。幸运的是，病变③位于标记的附近，得以以切除断端阴性切除（**图8b**）。

但是，病变②是存在于腺底部的黏膜内低分化腺癌，术前诊断困难。病变②从邻接病变①的肛门侧一直到前壁侧，有超过2cm大小（**图**

8b）。当与内镜像对比时，在 WLI /NBI 像中未发现颜色变化和凹凸。**图 9c** 是与**图 9b** 相同部位的标记中的图像，2 号标记和肛门侧的浅凹陷（**图 9b,c**，蓝色箭头）为对比的指标。在病变的肛门侧，存在于腺底部的低分化腺癌一直进展到 2 ~ 4 号标记的外侧，在 2 张切片（**图 9c，d**）上呈侧向断端阳性（**图 9b**）。但是，在相同部位见有与背景黏膜相同的规则的绒毛状结构（**图 9c**）。

通常，由于低分化腺癌存在于腺颈部，破坏增殖带，因此呈浅凹陷性病变，腺管密度也降低。但是，在本病例，低分化腺癌仅存在于黏膜深层，从表层到中层保留了原有的小凹上皮和胃底腺。因此，无腺管结构的变化，即使采用 NBI 和放大内镜也难以诊断，被认为是内镜术前诊断的极限。

考虑到本病例患者是高龄等背景因素，采取了慎重随访观察的方针。这样的病例局部复发的风险极高，因此，基于正确的标测和内镜像之间的对比来预测复发部位，事先把握进行随访内镜检查时的观察点和活检采取部位是非常重要的。

参考文献

[1] Ninomiya Y, Yanagisawa Y, Kato Y, et al. Unrecognizable intramucosal spread of diffuse-type mucosal gastric carcinoma of less than 20 mm in size. Endoscopy 32:604-608, 2000

[2] Kakushima N, Ono H, Tanaka M, et al. Factors related to lateral margin positivity for cancer in gastric specimens of endoscopic submucosal dissection. Dig Endosc 23:227-232, 2011

[3] 西倉健, 味岡洋一, 渡邉玄, 他. 低異型度分化型胃癌の病理学的特徴—肉眼像を含めて. 胃と腸 45:1061-1072, 2010

[4] 八尾建史, 田邉寛, 長浜孝, 他. 低異型度分化型胃癌(超高分化腺癌)の拡大内視鏡診断. 胃と腸 45:1159-1171, 2010

[5] Yamamoto Y, Fujisaki J, Hirasawa T, et al. Therapeutic outcomes of endoscopic submucosal dissection of undifferentiated-type intramucosal gastric cancer without ulceration and preoperatively diagnosed as 20 millimeters or less in diameter. Dig Endosc 22:112-118, 2010

[6] Okada K, Fujisaki J, Kasuga A, et al. Diagnosis of undifferentiated type early gastric cancers by magnification endoscopy with narrow-band imaging. J Gastroenterol Hepatol 26:1262-1269, 2011

Summary

Gastric Synchronous Adenocarcinoma with a Difficult Endoscopic Diagnosis, Report of a Case

Chika Fukuyama[1], Akiko Takahashi,
Tsuneo Oyama, Satoshi Shiozawa[2],
Hiroyoshi Ota[3], Tadakazu Shimoda[4]

The patient was an 80-year-old man with post-eradication gastritis. A 20-mm reddish depressed lesion with an unclear margin was located at the anterior wall of the lower gastric body. Narrow-band imaging revealed a brownish area, and magnification endoscopy with narrow-band imaging revealed clear margin, which was identified by the difference in surface patterns. Endoscopic diagnosis revealed well-differentiated adenocarcinoma of the mucosa. Endoscopic submucosal dissection was performed, and histological diagnosis revealed T1a stage, which represents a well to moderately differentiated adenocarcinoma. Only a small peripheral part of the adenocarcinoma was covered with non-neoplastic epithelium. In addition, an unexpected poorly differentiated adenocarcinoma of the mucosa was identified on the anterior anal side, and it was overlapping with the main lesion. It spread laterally in the deep mucosal layer under the fundic gland and reached the edge of the specimen. Usually, poorly differentiated adenocarcinoma spreads to the middle or superficial layer of the mucosa. However, this poorly differentiated adenocarcinoma was found only in the deep mucosal layer just above the muscularis mucosa, and the normal fundic gland was maintained above the cancerous lesion. Therefore, it was impossible to diagnose this lesion by endoscopy because the surface pattern was regular and similar to the background mucosa.

Such a case has an extremely high risk of local recurrence. Therefore, it is important to predict the recurrence based on the comparison between the accurate mapping and endoscope image, for the surveillance endoscopy.

[1] Department of Endoscopy, Saku Central Hospital Advanced Care Center, Saku, Japan

[2] Department of Pathology, Saku Central Hospital Advanced Care Center, Saku, Japan

[3] Department of Clinical Laboratory Sciences, School of Health Sciences, Shinshu University, School of Medicine, Matsumoto, Japan

[4] Department of Pathology, Shizuoka Cancer Center, Shizuoka, Japan

编辑后记　九嶋 亮治 松滋贺医科大学临床检查医学讲座（附属病院病理诊断科）

我们病理医生在鉴别非肿瘤和肿瘤时，会观察组织病理学上呈异型性之处是否显示"区域性"。将这个"区域"的边缘叫作"边界线（front）"。同样，内镜医生也应该可以在常规内镜检查中观察包括颜色在内的黏膜表面结构的异常是否呈"区域性"。笔者认为，在放大观察中可以加上组织病理学的要素，通过观察黏膜表层部的血管像和上皮结构的异常，可以辨识病变的区域性和分界线（demarcation line）。即使使用放大观察也有时会误诊范围诊断，这意味着区域性和前缘难以辨识。因为放大观察接近于病理学检查，所以这种病例的病理诊断也应该很难。在藤田的论文中，介绍了一种在腺管水平上使内镜图像和组织病理图像——一对应的划时代的实用方法。

在胃肿瘤的范围诊断中，除主要考虑肿瘤的组织病理学特征、进展方式与背景黏膜之间的对比外，还必须考虑次要的修饰因素。内多医生的论文是以连续的多例早期胃癌为对象，从有无幽门螺杆菌感染、不同胃癌组织型等方面研究内镜下对不同形态（modality）病变的范围诊断能力的大论文，通过这篇论文可以了解整体情况。在齐藤医生的论文中，就范围诊断困难的溃疡瘢痕并存病例进行了详细的研究，尽管只有少数病例。

使分化型癌的范围诊断变得困难的情况发生于肿瘤性上皮"置换性增殖"（像是要置换现有的非肿瘤性上皮样进展），肿瘤性上皮酷似于周围黏膜的上皮。也就是说，癌组织和周围黏膜之间的关系可以考虑是"小凹上皮型癌 vs 小凹上皮""胃底腺（黏膜）型腺癌 vs 胃底腺黏膜""肠型腺癌 vs 肠上皮化生"等情况。关于分化型癌的范围诊断，在若槻医生的论文中详细记载了与幽门螺杆菌感染状态之间的相关性；在上山医生的论文中详细记载了胃型腺癌的不同亚型。

另一方面，在比较初期的未分化型癌，特别是印戒细胞癌的情况下，因为肿瘤细胞在腺颈部水平侧向进展，所以可以很容易想象到范围诊断很难；因为腺颈部的增殖带被损伤，所以黏膜的高度逐渐降低，在肿瘤置换全层的时候引起明显的凹陷。关于未分化型癌的范围诊断，在堀内医生的论文中研究了印戒细胞癌与幽门螺杆菌感染状态之间的相关性；在高田医生的论文中则研究了包括组织混合型腺癌在内的未分化型癌。

另外，所谓的牵手型 / 横向进展型癌，表现出兼具分化型癌和未分化型癌二者性质的黏膜内扩展方式。一方面，作为分化型癌的性质，是显示置换现有的腺管样的增殖；另一方面，作为未分化癌的性质，是像沿着黏膜固有层挤过去一样，或者像破坏现有的腺管一样在黏膜内进展。关于这种病变的范围诊断的难度和应对方法，在中泽医生的论文中用多个病例进行了论述。还有，关于实际临床上因范围诊断困难而导致侧向断端阳性的主题病例，在名和田医生的论文和福山医生的论文中都不约而同地报道了包括可称为牵手型癌的领域在内的肿瘤。这种牵手型癌虽然是都市传说中的胃癌，但包括基因组异常在内，在日本也最先报道了详细的病理学研究。希望大家读一下六反医生和牛久医生所著的论文。

最近，在笔者所负责的某地方医院，对于内镜下范围诊断容易的胃癌，也开始不用术前活检直接提交 ESD 切除的检体。在本书中也有很多关于重新认识对于范围诊断困难的病例进行术前活检的重要性的论文。希望大家考虑到本书中所论述的病变的病理学特性，根据各自的诊断能力将患者分为不需要术前活检的病例和必须施行术前活检的病例。

期待在不久的将来，AI 诊断对内镜和病理两方面都能够有所贡献。下次，当本系列再次出版胃癌的范围诊断特辑的时候，像金坂的论文中那样的图像可能会很常见。

从一直引领胃放大观察的八尾先生的饱含热情的序言，到主题论文以及主题病例，值得一读的论文可以说是应有尽有，病理方面也有很多漂亮的图像。对苦恼于与热心的内镜医生打交道的病理学家来说，这本书也是很有价值的。最后，感谢各位作者的大量力作。

国药准字Z33020174
浙药广审（文）第250401-00420号

养胃颗粒
YANGWEI KELI

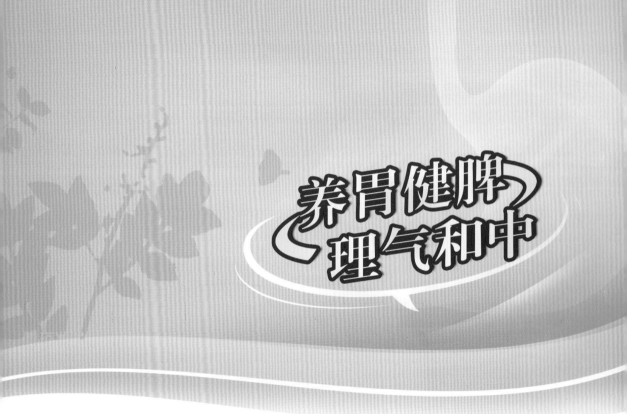

养胃健脾
理气和中

⟩ 用于

· 脾虚气滞所致的胃痛，症见胃脘不舒　· 胀满疼痛
· 嗳气食少　· 慢性萎缩性胃炎见上述证候者。

【成份】炙黄芪、党参、陈皮、香附、白芍、山药、乌梅、甘草。

【禁忌】本品不宜与含有藜芦、海藻、京大戟、红大戟、甘遂、芫花成份的中成药同用。

【不良反应】应用本品时可能出现腹泻、恶心、呕吐、腹痛、皮疹、瘙痒等不良反应。

请按药品说明书或者在药师指导下购买和使用

广告

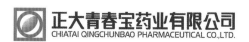

正大青春宝药业有限公司
CHIATAI QINGCHUNBAO PHARMACEUTICAL CO.,LTD.